DAS BUDGETFREUNDLICHE PCOS-DIÄT-KOCHBUCH FÜR ANFÄNGER

Einfache Pcos-Diät für Mahlzeit Vorbereitung, Gewicht zu verlieren, glücklich Hormone, und zur Steigerung der Fruchtbarkeit

Betty W. Middendorf

URHEBERRECHTE ©

HAFTUNGSAUSSCHLUSS

Die in diesem Buch bereitgestellten Informationen dienen ausschließlich Bildungs- und Informationszwecken und stellen keine medizinische Beratung dar. Dieses Kochbuch soll Rezepte und Ernährungsvorschläge bieten, die dabei helfen, PCOS-Symptome durch eine ausgewogene Ernährung zu lindern. Es sollte jedoch nicht als Ersatz für professionelle medizinische Beratung, Diagnose oder Behandlung verwendet werden.

Bevor Sie wesentliche Änderungen an Ihrer Ernährung, Bewegung oder Ihrem Gesundheitsprogramm vornehmen, ist es wichtig, einen Arzt zu konsultieren. Die Rezepte und Empfehlungen in diesem Buch basieren auf allgemeinen Richtlinien und sind möglicherweise nicht für jeden geeignet. Individuelle Bedürfnisse und Reaktionen können variieren und bestimmte Lebensmittel oder Zutaten sind möglicherweise nicht für alle Personen mit PCOS geeignet.

Die Autoren und Herausgeber dieses Kochbuchs übernehmen keine Verantwortung für etwaige Nebenwirkungen, Folgen oder Schäden, die durch die Befolgung der bereitgestellten Ernährungsempfehlungen oder Rezepte entstehen können.

Durch die Nutzung dieses Kochbuchs bestätigen Sie, dass Sie diese Haftungsausschlüsse verstanden haben und erklären sich damit einverstanden, einen qualifizierten Gesundheitsdienstleister für eine individuelle medizinische Beratung und Anleitung zu konsultieren.

INHALTSVERZEICHNIS

FRÜHSTÜCK

Ingwerplätzchen
Chai-Tee, gefrorener Joghurt
Gewürzte Nussmuffins
Schokoladenpudding mit Chia-Samen
Langsam gekochte Brownies

SNACKS

Studentenfutter
Guacamole
Zucchini Chips

SMOOTHIES

AUFGELADENER GRÜNER SMOOTHIE
NUSSIGER CHAI-SMOOTHIE
WÜRZIGER VEGGIE-SMOOTHIE
21-TAGE-MAHLZEITPLAN

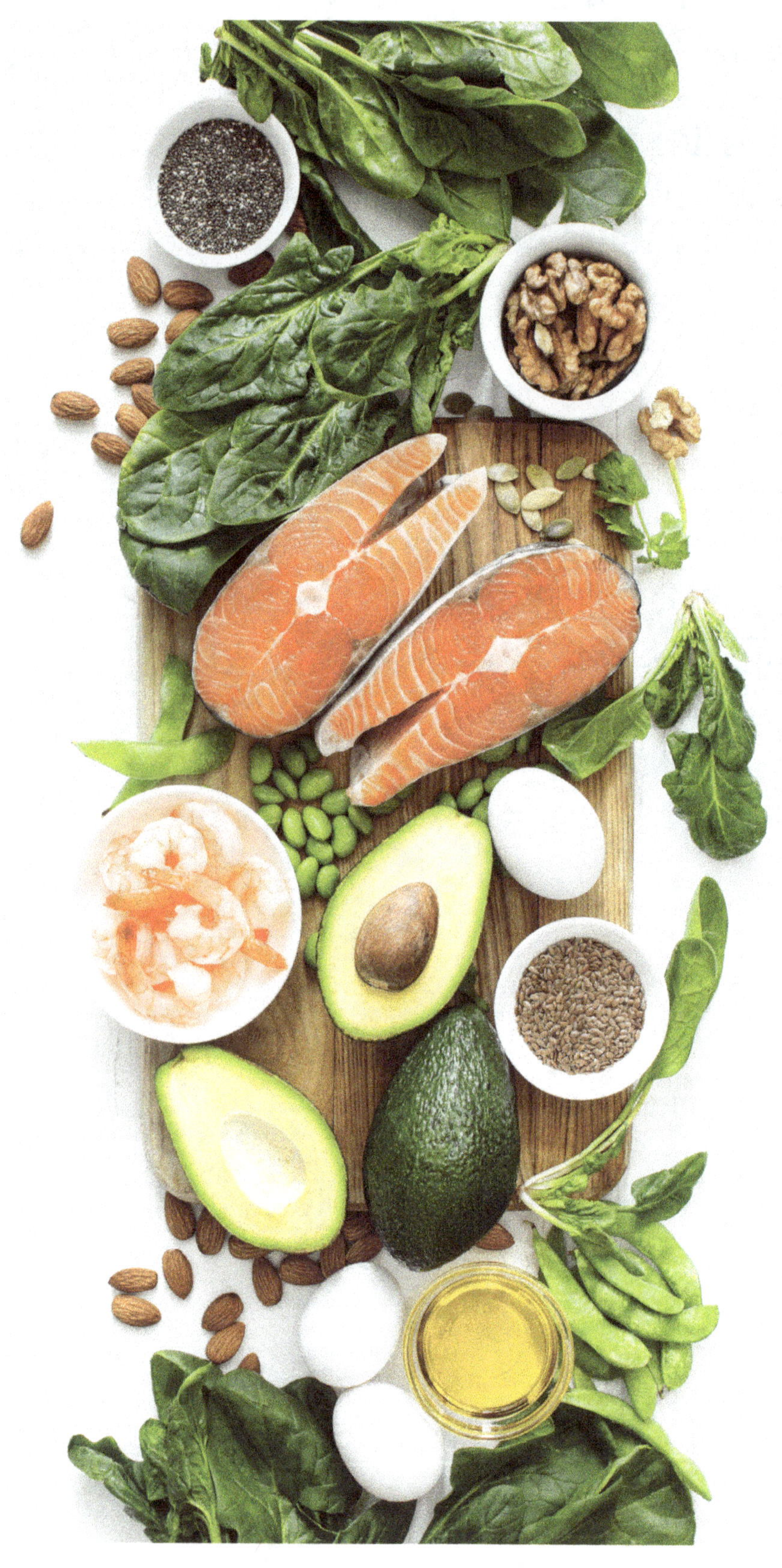

EINFÜHRUNG

Als sie sechzehn war, wurde bei ihr PCOS diagnostiziert. Sie hatte seit einigen Jahren unregelmäßige Monatsblutungen und Gewichtszunahme, aber ihr Arzt hatte ihr immer versichert, dass dies nur ein normaler Teil der Pubertät sei. Während eines Besuchs wegen eines anderen Problems ordnete ihr Arzt jedoch einige Blutuntersuchungen und eine Ultraschalluntersuchung an. Die Ergebnisse zeigten, dass sie PCOS hatte, eine hormonelle Störung, die eine Vielzahl von Symptomen verursachen kann, darunter unregelmäßige Perioden, Unfruchtbarkeit, Gewichtszunahme und übermäßiger Haarwuchs.

Sie war von der Nachricht am Boden zerstört. Es fühlte sich an, als würde ihre Welt um sie herum zusammenbrechen. Sie hatte Angst um ihre Fruchtbarkeit, ihr Gewicht und ihre allgemeine Gesundheit. Sie hatte keine Ahnung, was sie tun oder an wen sie sich wenden sollte.

Entschlossen, ihren Zustand zu verstehen, begann sie mit der Recherche zu PCOS und fand eine Fülle von Informationen. Sie erfuhr, dass es zwar keine Heilung für PCOS gibt, es aber Behandlungsmöglichkeiten zur Linderung der Symptome gibt. Sie entdeckte auch, dass viele Frauen mit PCOS leben und eine erfolgreiche Karriere, Familie und ein erfülltes Leben haben.

Sie nahm die Kontrolle über ihre Gesundheit, änderte ihre Ernährung und ihr Trainingsprogramm und begann, Medikamente einzunehmen. Sie begann auch, einen Therapeuten aufzusuchen, um mit den emotionalen Auswirkungen ihrer Diagnose klarzukommen.

Es sind Jahre vergangen, seit bei ihr PCOS diagnostiziert wurde, und jetzt geht es ihr viel besser. Sie hat abgenommen, ihre Periode ist regelmäßig und ihr Haarwuchs ist unter Kontrolle.

Um anderen Frauen mit PCOS zu helfen, schrieb sie ein Kochbuch. Ihr Ziel war es, die Rezepte zu teilen, die ihr dabei geholfen haben, ihre Symptome in den Griff zu bekommen und ihre allgemeine Gesundheit zu verbessern, und Frauen, die mit PCOS zu kämpfen haben, dabei zu unterstützen, sich weniger allein und gestärkt zu fühlen.

Dieses Kochbuch enthält über 100 Rezepte, die wenig Zucker, verarbeitete Lebensmittel und ungesunde Fette enthalten. Die Rezepte sind außerdem reich an Ballaststoffen, Proteinen und gesunden Fetten, die für Frauen mit PCOS wichtig sind.

Sie ermutigt Menschen mit PCOS, so viel wie möglich über die Erkrankung zu lernen. Es stehen zahlreiche Informationen zur Verfügung, und es kann sehr hilfreich sein, zu verstehen, womit Sie es zu tun haben. Die Behandlungsmöglichkeiten sollten mit einem Arzt besprochen werden, da es keinen einheitlichen Ansatz für die Behandlung von PCOS gibt. Es ist wichtig herauszufinden, was für jeden Einzelnen am besten funktioniert.

Denken Sie daran, Sie sind nicht allein. Viele Frauen leben mit PCOS und haben eine erfolgreiche Karriere, Familie und ein erfolgreiches Leben. Du kannst das!

WAS IST PCOS?

Eine hormonelle Störung namens PCOS (Polyzystisches Ovarialsyndrom) kann Frauen aller Rassen und Ethnien in jedem Alter nach der Pubertät betreffen und auch zu Stoffwechselproblemen führen. Wenn Sie fettleibig sind oder eine Mutter, Schwester oder Tante haben, die an PCOS leidet, ist das Risiko, an PCOS zu erkranken, möglicherweise erhöht. Nach Angaben der American Society for Reproductive Medicine sind etwa 10 % der amerikanischen Frauen im gebärfähigen Alter davon betroffen und die Hauptursache für Unfruchtbarkeit.

Im Folgenden sind die drei Hauptmerkmale von PCOS aufgeführt:
- Erhöhter Testosteronspiegel
- Anomalien beim Eisprung
- Eierstöcke mit polyzystischen

Frauen, die zu viel Testosteron und oft zu wenig Östrogen haben, haben häufig einen unregelmäßigen Eisprung. Jeden Monat, wenn die Eizellen nicht ausreichend abgegeben werden, beginnen Zysten zu wachsen, die sich rund um die Eierstöcke ansammeln.

PCOS-URSACHEN UND SYMPTOME

PCOS hat leider eine Vielzahl unbekannter Ursachen, scheint jedoch familiär gehäuft zu sein. PCOS wird auch mit Fettleibigkeit und hohen Insulinspiegeln in Verbindung gebracht. Da die meisten PCOS-Patienten eine Insulinresistenz haben, muss ihr Körper zusätzliches Insulin produzieren, um dies auszugleichen.

Ab ihrem späten Teenageralter oder frühen 20. Lebensjahr treten bei einer Frau häufig die folgenden Anzeichen und Symptome auf:

- Unregelmäßige Zyklen, ausbleibende Periode, sehr leichte oder schwere Zyklen
- Aufgrund des unregelmäßigen Eisprungs ist es schwierig, schwanger zu werden
- Übermäßiger Haarwuchs (Hirsutismus)
- Gesteigerter Appetit
- Zunehmen
- Auf der Kopfhaut werden die Haare dünner oder fallen aus
- Akne oder fettige Haut
- Schlafapnoe
- Verdunkelung der Haut, hauptsächlich im Schritt, unter den Brüsten und entlang der Halsfalten.
- Hautanhängsel im Nackenbereich oder unter den Armen.

PCOS-BEHANDLUNG TRADITIONELL

Obwohl es keine Heilung gibt, sind die Behandlung der Symptome, die Kontrolle der Hormone und die Änderung des Lebensstils die Hauptziele der Therapie. Unter bestimmten Umständen kann eine Operation erforderlich sein.

Anpassungen des Lebensstils: Wenn Sie übergewichtig sind, können Diät und Bewegung Ihnen helfen, Gewicht zu verlieren und zu halten.

Hormonregulierung: Wenn Sie versuchen, schwanger zu werden, kann Ihr Arzt Ihnen Medikamente verschreiben, die den regelmäßigen Eisprung fördern. Wenn Sie nicht versuchen, schwanger zu werden, kann eine Empfängnisverhütung zur Kontrolle der Hormone empfohlen werden.

Darüber hinaus können Medikamente wie Metformin zur Unterstützung der Blutzuckerkontrolle eingesetzt werden.

Behandlung der Symptome: Wenn Sie übermäßigen Haarwuchs haben, empfiehlt Ihr Arzt möglicherweise ein Medikament wie Spironolacton.

Operation: Laparoskopisches Ovarialbohren (LOD), eine chirurgische Technik, könnte eine Möglichkeit sein, wenn Fruchtbarkeitsmedikamente unwirksam sind.

GESUNDHEITSRISIKEN DURCH PCOS

Ein hoher Testosteronspiegel erhöht nicht nur die Wahrscheinlichkeit, dass Frauen Gesichtsbehaarung und Akne entwickeln, sondern erhöht auch das Risiko, an Krankheiten wie Typ-2-Diabetes, Bluthochdruck und hohem Cholesterinspiegel zu erkranken. Jede dieser Erkrankungen kann sich später im Leben zu schwerwiegenderen Erkrankungen wie Herzerkrankungen und Schlaganfällen entwickeln.

Unfruchtbarkeit, Fehlgeburten, Schwangerschaftsdiabetes, Gebärmutterkrebs, Depressionen und Angstzustände sind allesamt Erkrankungen, die durch hormonelle Anomalien hervorgerufen werden können.

PCOS wirkt sich auf den gesamten Körper aus, einschließlich des Insulinstoffwechsels, der Darmflora und anderer Stoffwechselprozesse, einschließlich Entzündungen, auch wenn jeder Fall unterschiedlich ist. Wenn Sie verstehen, wie Sie Ihren Hormonspiegel ausgleichen können, können Sie sich besser fühlen, die Symptome besser in den Griff bekommen und Unfruchtbarkeitsprobleme lösen.

Zu berücksichtigende Lebensstil- und Ernährungsfaktoren

Die Einführung eines ausgewogenen Lebensstils und einer ausgewogenen Ernährungsstrategie kann für PCOS-Frauen sehr hilfreich sein, um die Symptome zu kontrollieren und das allgemeine Wohlbefinden zu verbessern. Es wird empfohlen, eine ausgewogene Ernährung mit vollwertigen Nahrungsmitteln wie Obst, Gemüse, magerem Fleisch und komplexen Kohlenhydraten zu sich zu nehmen. Beispiele für spezifische Ernährungsansätze sind die Reduzierung von raffiniertem Zucker und Kohlenhydraten, die Steigerung des Ballaststoffverbrauchs und die Betonung von Lebensmitteln mit niedrigem glykämischen Index. Sowohl die Insulinresistenz als auch die PCOS-Symptome können von konsequenter Bewegung und Gewichtskontrolle profitieren.

Den Zusammenhang zwischen Ernährung und PCOS verstehen

Die Ernährung spielt bei der Behandlung von PCOS eine wichtige Rolle, da sie dabei helfen kann, den Insulinspiegel zu regulieren, das Gewicht zu kontrollieren, Entzündungen zu reduzieren und den Hormonhaushalt auszugleichen. Frauen mit PCOS leiden häufig unter einer Insulinresistenz, was bedeutet, dass ihr Körper Schwierigkeiten hat, Insulin effizient zu nutzen. Dies führt zu einem erhöhten Insulinspiegel und einer erhöhten Androgenproduktion, was zu den Symptomen von PCOS beiträgt. Durch eine Diät, die sich auf die Kontrolle des Blutzuckerspiegels und die Verringerung der Insulinresistenz konzentriert, können Frauen mit PCOS möglicherweise die Symptome lindern und ihre allgemeine Gesundheit verbessern.

Wichtige Ernährungsempfehlungen zur Behandlung von PCOS

Betonen Sie vollwertige, unverarbeitete Lebensmittel: Integrieren Sie eine Vielzahl nährstoffreicher Lebensmittel in Ihre Ernährung, darunter Obst, Gemüse, Vollkornprodukte, mageres Eiweiß und gesunde Fette. Diese Lebensmittel enthalten wichtige Vitamine, Mineralien und Ballaststoffe und tragen so zur Förderung des Sättigungsgefühls und zur Aufrechterhaltung eines stabilen Blutzuckerspiegels bei.

Entscheiden Sie sich für Lebensmittel mit niedrigem glykämischen Index (GI): Wählen Sie Kohlenhydrate mit einem niedrigen glykämischen Index, wie Vollkornprodukte, Hülsenfrüchte und nicht stärkehaltiges Gemüse. Lebensmittel mit niedrigem GI werden langsamer verdaut, was zu einer allmählichen Freisetzung von Glukose in den Blutkreislauf führt und einen Anstieg des Insulinspiegels verhindert.

Priorisieren Sie magere Proteine: Nehmen Sie magere Proteinquellen wie Geflügel, Fisch, Tofu, Tempeh und Hülsenfrüchte in Ihre Mahlzeiten auf. Protein hilft, den Blutzuckerspiegel zu stabilisieren, fördert das Sättigungsgefühl und unterstützt den Muskelerhalt.

Gesunde Fette: Avocados, Mandeln, Samen und Olivenöl sind Beispiele für gesunde Fettquellen. Diese Fette liefern essentielle Fettsäuren und helfen, die Hormonproduktion zu regulieren.

Reduzieren Sie zugesetzten Zucker und raffinierte Kohlenhydrate: Minimieren Sie den Konsum von zuckerhaltigen Getränken, verarbeiteten Lebensmitteln, Süßigkeiten und raffiniertem Getreide. Diese Lebensmittel können zu einem schnellen Anstieg des Blutzucker- und Insulinspiegels führen und die PCOS-Symptome verschlimmern.

Balance Makronährstoffe: Streben Sie eine ausgewogene Verteilung der Makronährstoffe, einschließlich Kohlenhydrate, Proteine und Fette, an.

Eine ausgewogene Ernährung kann dazu beitragen, einen stabilen Blutzuckerspiegel zu fördern und die Insulinresistenz zu bekämpfen.

Portionskontrolle und achtsames Essen: Üben Sie die Portionskontrolle, um übermäßiges Essen zu vermeiden, und konzentrieren Sie sich auf achtsames Essen. Nehmen Sie sich Zeit, genießen Sie Ihr Essen und achten Sie auf die Hunger- und Sättigungszeichen Ihres Körpers.

Trinken Sie den ganzen Tag über ausreichend Wasser, um Ihren Flüssigkeitshaushalt und Ihr allgemeines Wohlbefinden aufrechtzuerhalten.

Lebensmittel, die Sie in Ihre PCOS-Diät aufnehmen sollten

Ballaststoffreiche Lebensmittel: Ballaststoffreiche Lebensmittel helfen, den Blutzuckerspiegel zu regulieren, eine gesunde Verdauung zu fördern und das Gewichtsmanagement zu unterstützen. Nehmen Sie Vollkornprodukte wie Quinoa, braunen Reis und Hafer in Ihre Ernährung auf. Fügen Sie eine Reihe bunter Gemüsesorten wie Brokkoli, Spinat, Grünkohl und Rosenkohl hinzu. Hülsenfrüchte wie Linsen, Kichererbsen und schwarze Bohnen sind ebenfalls hervorragende Quellen für Ballaststoffe und pflanzliches Protein.

Schlanke Proteine: Die Einbeziehung magerer Proteine in Ihre PCOS-Ernährung trägt zur Stabilisierung des Blutzuckerspiegels bei und unterstützt die Muskelgesundheit. Wählen Sie Optionen wie Geflügel ohne Haut, Fisch (wie Lachs und Forelle), Tofu, Tempeh und griechischen Joghurt. Auch pflanzliche Proteine wie Linsen, Quinoa und Edamame sind tolle Alternativen.

Gesunde Fette: Die Aufnahme gesunder Fette in Ihre Ernährung unterstützt die Hormonproduktion, unterstützt die Nährstoffaufnahme und sorgt für ein Sättigungsgefühl. Entscheiden Sie sich für Lebensmittel wie Avocados, Nüsse (wie Mandeln, Walnüsse und Pistazien), Samen (wie Leinsamen und Chiasamen) und Olivenöl. Zu diesen Fetten gehören auch Omega-3-Fettsäuren, die für ihre entzündungshemmenden Eigenschaften bekannt sind.

Antioxidantienreiche Früchte: Bunte Früchte sind voller Antioxidantien, die helfen, Entzündungen zu reduzieren und oxidativen Stress zu bekämpfen. Beeren wie Blaubeeren, Erdbeeren und Himbeeren sind aufgrund ihres hohen Ballaststoffgehalts und ihres geringen Zuckergehalts besonders vorteilhaft. Weitere antioxidantienreiche Früchte sind Zitrusfrüchte, Granatäpfel und Kirschen.

Kalziumreiche Lebensmittel: Calcium spielt eine wichtige Rolle bei der Aufrechterhaltung der Knochengesundheit und des Hormongleichgewichts. Wählen Sie kalziumreiche Optionen wie fettarme Milchprodukte (sofern vertragen), angereicherte pflanzliche Milchalternativen, Tofu (hergestellt mit Kalziumsulfat) und grünes Blattgemüse wie Grünkohl, Grünkohl und Pak Choi.

Vitamin-D-Quellen: Vitamin-D-Mangel kommt bei Menschen mit PCOS häufig vor und kann die Hormonregulierung beeinträchtigen. Nehmen Sie mit Vitamin D angereicherte Lebensmittel wie angereicherte Pflanzenmilch, Getreide und Pilze zu sich. Verbringen Sie Zeit im Freien, damit Ihr Körper durch Sonnenlicht auf natürliche Weise Vitamin D produzieren kann.

Magnesiumreiche Lebensmittel: Magnesium ist wichtig für die Insulinsensitivität und spielt eine Rolle bei der Behandlung von PCOS-Symptomen. Integrieren Sie Magnesium-reiche Lebensmittel wie grünes Blattgemüse, Vollkornprodukte, Hülsenfrüchte, Nüsse und Samen in Ihre Ernährung.

Kräutertees: Bestimmte Kräutertees können den Hormonhaushalt unterstützen und für Entspannung sorgen. Minztee hat potenzielle Vorteile bei der Senkung des Androgenspiegels gezeigt, während Kamillentee helfen kann, Stress abzubauen und einen besseren Schlaf zu fördern.

Wasser und Flüssigkeitszufuhr:
Die richtige Flüssigkeitszufuhr ist entscheidend für die allgemeine Gesundheit und die Hormonregulierung.
Begrenzen Sie zuckerhaltige Getränke und trinken Sie über den Tag verteilt ausreichend Wasser.

Lebensmittel, die Sie vermeiden oder einschränken sollten

Verarbeitete und zuckerhaltige Lebensmittel sollten eingeschränkt oder vermieden werden, einschließlich Fast Food, abgepackten Snacks, zuckerhaltigen Getränken und Desserts. Diese Mahlzeiten enthalten oft hohe Konzentrationen an schädlichen Fetten, zugesetztem Zucker und verarbeiteten Kohlenhydraten, was zu Blutzuckeranomalien und Gewichtszunahme führen kann. Wählen Sie, wann immer Sie können, ganze, unverfälschte Mahlzeiten.

Raffinierte Kohlenhydrate: Aus raffiniertem Getreide hergestellte Lebensmittel wie Weißbrot, weißer Reis und Nudeln haben einen hohen glykämischen Index und lassen den Blutzuckerspiegel schnell in die Höhe schnellen. Dies kann zu hormonellen Störungen und einer Insulinresistenz führen. Wählen Sie stattdessen Vollkornprodukte mit einem höheren Ballaststoff- und Mineralstoffgehalt wie Quinoa, brauner Reis und Vollkornbrot.

Lebensmittel mit hohem Gehalt an gesättigten Fetten, B. fetthaltige Fleischstücke, Vollfettmilchprodukte und frittierte Lebensmittel, können Entzündungen fördern und zu einer Insulinresistenz führen. Wenn

Sie den Verzehr dieser Produkte einschränken, können Sie die PCOS-Symptome unter Kontrolle bringen. Wählen Sie magere Proteinquellen, Milchprodukte mit weniger Fett oder Milchersatzprodukte und gesündere Kochtechniken wie Backen, Grillen oder Dämpfen.

Trans-Fette: Diese synthetischen Fette sind in mehreren verarbeiteten Lebensmitteln, Margarine und Backwaren enthalten. Sie können das Risiko einer Herzerkrankung erhöhen, die Insulinresistenz verschlimmern und Entzündungen verstärken. Vermeiden Sie Lebensmittel, die Transfette oder teilweise gehärtete Öle enthalten, indem Sie die Lebensmitteletiketten lesen.

Lebensmittel mit einem hohen glykämischen Index, wie raffiniertes Getreide, weiße Kartoffeln und gesüßte Getränke, führen zu einem starken Anstieg des Blutzuckerspiegels. Dies kann die Insulinsensitivität beeinträchtigen und zu einer Gewichtszunahme führen. Um einen stabilen Blutzuckerspiegel zu fördern, wählen Sie Lebensmittel mit niedrigem glykämischen Index wie ganze Früchte, Quinoa und Süßkartoffeln.

Alkohol- und übermäßiger Koffeinkonsum: Während mäßiger Koffeinkonsum möglicherweise keinen großen Einfluss auf PCOS hat, kann übermäßiger Koffeinkonsum den Hormonhaushalt stören und die Insulinresistenz erhöhen. Ähnlich wie übermäßiger Alkoholkonsum die Leberfunktion beeinträchtigen und die Insulinresistenz verschlimmern kann. Es wird empfohlen, vollständig auf Alkohol zu verzichten und den Konsum koffeinhaltiger Getränke einzuschränken.

Milchprodukte (bei Unverträglichkeit): Einige PCOS-Patienten reagieren möglicherweise empfindlich auf Milchprodukte oder haben eine Laktoseintoleranz. Erwägen Sie den Umstieg auf laktosefreie oder pflanzliche Ersatzprodukte wie Mandelmilch, Sojamilch oder Kokosjoghurt, wenn bei Ihnen Symptome wie Magen-Darm-Probleme oder andere Symptome nach dem Milchkonsum auftreten.

PCOS – budgetfreundlicher Essensplan

Umfassen Sie Vollwertkost: Vollwertkost ist nicht nur wirtschaftlich, sondern auch nährstoffreich. Sie bestehen aus frischen Produkten, nahrhaftem Getreide, Hülsenfrüchten und preiswerten Proteinquellen wie Eiern, Tofu und Bohnen. Diese Lebensmittel strotzen nur so vor lebenswichtigen Nährstoffen, Ballaststoffen und Antioxidantien, die bei der Kontrolle der PCOS-Symptome helfen können. Um erschwingliche und gesunde Entscheidungen zu treffen, konzentrieren Sie Ihre Mahlzeiten auf diese gesunden Lebensmittel.

Kaufen Sie lokal und saisonal ein wann immer möglich, da das Produkt oft billiger und frischer ist. Um frisches, preiswertes Obst und Gemüse zu erhalten, besuchen Sie die Bauernmärkte in Ihrer Nähe oder melden Sie sich für CSA-Programme an. Wenn ein bestimmtes Lebensmittel außerhalb der Saison ist, sind gefrorenes Obst und Gemüse ein praktischer und kostengünstiger Ersatz.

Planen Sie Mahlzeiten im Voraus: Die Essensplanung ist eine wichtige Taktik, um Zeit und Geld zu sparen. Nehmen Sie sich jede Woche etwas Zeit für die Planung Ihrer Mahlzeiten und berücksichtigen Sie dabei Ihre Finanzen und PCOS-Ernährungsbedürfnisse. Erstellen Sie eine Liste der Artikel, die Sie benötigen, und planen Sie Ihren Einkauf entsprechend. Dies erspart Ihnen Impulskäufe und garantiert, dass Sie alles haben, was Sie für die Zubereitung Ihrer Mahlzeiten benötigen.

In großen Mengen kochen und einfrieren: Lebensmittel in großen Mengen zu kochen und einzufrieren ist eine großartige Methode, um Zeit und Geld zu sparen. Suppen, Eintöpfe, Aufläufe und andere PCOS-freundliche Lebensmittel sollten in größeren Mengen zubereitet und in einzelne Portionen aufgeteilt werden. Diese Portionen können für spätere Mahlzeiten eingefroren werden, sodass Sie schnell gesunde Alternativen zubereiten können.

Nutzen Sie budgetfreundliche Proteinquellen: Eiweiß ist ein wesentlicher Bestandteil einer PCOS-freundlichen Ernährung. Wählen Sie erschwingliche Proteinoptionen wie Eier, Bohnenkonserven, Linsen und Tofu. Diese Optionen schonen Ihr Geld und bieten gleichzeitig viel Protein. Für eine abgerundete Mahlzeit fügen Sie sie zu Salaten, Pfannengerichten und Körnerschalen hinzu.

Wählen Sie pflanzliche Proteine: Dazu gehören Bohnen, Linsen und Kichererbsen, die nicht nur günstig sind, sondern auch reich an Ballaststoffen und Mineralien sind. Sie können als Grundlage für Mahlzeiten dienen, die sowohl erschwinglich als auch sättigend sind. Um Ihrem Speiseplan Abwechslung und Geschmack zu verleihen, experimentieren Sie mit Ideen für Linsensuppen, Bohnensalate und vegetarisches Chili.

Verarbeitete Lebensmittel minimieren: Achten Sie darauf, möglichst viele verarbeitete Lebensmittel zu sich zu nehmen, da diese oft teuer sind und einen geringen Nährwert haben. Sie können auch die PCOS-Symptome verschlimmern. Begrenzen Sie den Konsum von Fertiggerichten, kohlensäurehaltigen Getränken und abgepackten Snacks. Konzentrieren Sie sich stattdessen auf den Verzehr vollwertiger, unverarbeiteter Lebensmittel, da diese günstiger und gesundheitsfördernder sind.

Kalorien- und Makronährstoffbedarf

Kalorienbedarf:

Der Kalorienbedarf variiert von Person zu Person und hängt von Faktoren wie Alter, Gewicht, Größe, Trainingsniveau und Stoffwechselrate ab. Um ein gesundes Gewicht zu erreichen, ist es wichtig, ein Gleichgewicht zwischen Energieaufnahme und -verbrauch aufrechtzuerhalten. Während eine Gewichtsreduktion bei Bedarf den Hormonhaushalt und die allgemeine Gesundheit verbessern kann, kann sie auch die PCOS-Symptome verschlimmern.

Makronährstoffe und PCOS:

Unsere Nahrung besteht aus drei verschiedenen Arten von Nährstoffen: Kohlenhydraten, Proteinen und Lipiden. Bei der Behandlung von PCOS hat jeder Makronährstoff eine besondere Funktion.

Kohlenhydrate:

Wählen Sie komplexe Kohlenhydrate mit hohem Ballaststoffgehalt, wie Vollkornprodukte, Hülsenfrüchte und Gemüse. Diese unterstützen einen stabilen Blutzuckerspiegel und helfen bei der Kontrolle der Insulinresistenz, einem häufigen Problem bei PCOS. Begrenzen Sie verarbeitete Mahlzeiten und raffinierten Zucker und streben Sie eine ausgewogene tägliche Kohlenhydratzufuhr an.

Proteine: Proteine sind für die Aufrechterhaltung der Hormonsynthese, des Stoffwechsels und der Muskelgesundheit unerlässlich. Schließen Sie magere Proteinquellen wie Huhn, Fisch, Tofu, Linsen und Milchprodukte ein (sofern zulässig). Um Ihre allgemeine Gesundheit und Ihre PCOS-Behandlungsziele zu unterstützen, streben Sie eine moderate Proteinzufuhr an.

Konzentrieren Sie sich auf die Aufnahme gesunder Fette,

beispielsweise in Avocados, Nüssen, Samen, Olivenöl und fettem Fisch. Diese erleichtern die Bildung von Hormonen und bieten lebenswichtige Fettsäuren. Begrenzen Sie gesättigte Fettsäuren und Transfette, die häufig in verarbeiteten und frittierten Mahlzeiten enthalten sind und Entzündungen und Insulinresistenz verursachen können.

Portionskontrolle und ausgewogene Mahlzeiten

Unter Portionsmanagement versteht man die Regulierung der Nahrungsmenge, die man zu sich nimmt, um eine ausgewogene Nährstoffaufnahme mit Mäßigung zu erreichen. Diese Routine fördert das hormonelle Gleichgewicht und die optimale Gewichtserhaltung. Um Insulinspitzen zu vermeiden, einen konstanten Blutzuckerspiegel aufrechtzuerhalten und die mit der Gewichtszunahme bei PCOS verbundenen Symptome zu kontrollieren, ist die Portionskontrolle sehr wichtig.

Ausgewogene Mahlzeiten zubereiten: Die Zubereitung ausgewogener Mahlzeiten ist entscheidend, um Ihren Körper mit Energie zu versorgen und ihm die Nährstoffe zu geben, die er benötigt. Die wesentlichen Elemente, die in Ihren ausgewogenen Mahlzeiten für Menschen mit PCOS enthalten sein sollten, sind wie folgt aufgeschlüsselt:

Schlanke Proteine: Nehmen Sie magere, proteinreiche Lebensmittel zu sich, darunter Hühnchen ohne Haut, Fisch, Tofu, Linsen und fettarme Milchprodukte. Diese proteinreichen Mahlzeiten unterstützen die Hormonsynthese, die Muskelfunktion und das Sättigungsgefühl.

Komplexe Kohlenhydrate: Entscheiden Sie sich für komplexe Kohlenhydrate mit hohem Ballaststoffgehalt, wie Vollkornprodukte, Quinoa, brauner Reis und Hülsenfrüchte. Diese langsam verdaulichen Kohlenhydrate sorgen für einen stabilen Blutzuckerspiegel und helfen bei der Kontrolle der Insulinresistenz.

Berücksichtigen Sie Quellen für gesunde Fette darunter Avocados, Nüsse, Samen, Olivenöl und fetthaltige Meeresfrüchte. Diese Fette unterstützen die Hormonproduktion, die Aufnahme fettlöslicher Vitamine und die Bereitstellung lebenswichtiger Fettsäuren.

Füllen Sie Ihr Gericht mit einer Mischung aus bunten Früchten und Gemüse. Diese nährstoffreichen Lebensmittel stecken voller Vitamine, Mineralien und Antioxidantien, die die allgemeine Gesundheit und die PCOS-Kontrolle fördern.

Üben Sie achtsames Essen: Zusätzlich zur Portionskontrolle und ausgewogenen Mahlzeiten kann sich die Ausübung einer achtsamen Ernährung positiv auf Ihre Beziehung zum Essen auswirken und bei der Bewältigung der PCOS-Symptome helfen. Indem man bewusst isst und jeden Bissen wertschätzt, kann man achtsames Essen üben. Wenn Sie sich auf das Esserlebnis konzentrieren, können Sie leichter feststellen, wann Sie satt sind, und übermäßiges Essen verhindern.

Die Planung und Zubereitung von Mahlzeiten im Voraus kann dazu beitragen, dass die Portionen kontrolliert und die Mahlzeiten ausgewogen sind. Berücksichtigen Sie Ihre Ernährungsbedürfnisse und Vorlieben, wenn Sie Ihre Mahlzeiten im Voraus planen. Sie haben die Kontrolle über die Menge und Qualität der verwendeten Zutaten, wenn Sie zu Hause Mahlzeiten zubereiten. Um sicherzustellen, dass Sie während der Woche gesunde Mahlzeiten zu sich nehmen können, denken Sie über das Kochen in großen Mengen und die Essensplanung nach.

Budgetfreundliche Einkaufsliste und Strategien

KOMPLEXE KOHLENHYDRATE
- Hafer
- Stärkehaltiges Wurzelgemüse
(Kartoffeln, Süßkartoffeln, Maniok und Karotten)
- Brauner Reis
- Vollkornnudeln
- Hülsenfrüchte

(Bohnen, Schwarzaugenerbsen, Kichererbsen und Linsen)
- Brot und Tortilla

GEMÜSE
- gefrorener Brokkoli
- Gurke
- Gefrorenes gebratenes Gemüse
- Gefrorener Mais
- Kohl
- Zwiebeln
- Kopfsalat
- Knoblauch
- Spinat
- Andere
- Gefrorener Blumenkohl
- Sellerie
- Dosentomaten und Tomatensauce

FRÜCHTE
- Bananen
- Kantalupe
- Wassermelone im Sommer
- Äpfel
- Birnen
- Orangen
- Gefrorene Beeren

FETTARME ODER FETTFREIE MILCHPRODUKTE
- Käse

(ganzer Cheddar und Mozzarella)
- Joghurt (einfach griechisch)
- Milch

(oder pflanzlich wie ungesüßte Kokosmilch)

GESUNDE FETTE

- Olivenöl
- Erdnüsse
- Erdnussbutter
- Avocado
- Kürbis &
- Sonnenblumenkerne

MAGERES EIWEISS

- Eier
- Ganzes Huhn
  (Hähnchenschenkel, Hähnchenbrust)
- Hackfleisch (85 % mager)
- Rindfleisch
  (Rocksteak, Chuck Roast)
- Würstchen (gemahlener Truthahn oder Hühnchen)
- Pflanzliches Protein
- Dosenfisch
- Weißfleischiger Fisch

Planen Sie im Voraus und erstellen Sie eine Einkaufsliste: Ein kostengünstiger Ansatz, der garantiert, dass Sie nur das kaufen, was Sie brauchen, besteht darin, Ihre Mahlzeiten im Voraus zu planen und eine Einkaufsliste zu erstellen. Erstellen Sie eine Liste der Artikel, die Sie benötigen, und planen Sie Ihre Mahlzeiten für die nächste Woche, bevor Sie einkaufen gehen. Auf diese Weise vermeiden Sie Impulskäufe und können sich auf die Auswahl gesunder Lebensmittel konzentrieren, die Ihnen bei der Bewältigung Ihres PCOS helfen.

Lokal und saisonal einkaufen: Durch die Auswahl saisonaler Produkte unterstützen Sie regionale Landwirte und sparen gleichzeitig Geld. Obst und Gemüse der Saison sind oft reichlicher und günstiger. Um frische, preiswerte Lebensmittel zu erhalten, besuchen Sie die Bauernmärkte in

Ihrer Nachbarschaft oder ziehen Sie Initiativen zur gemeindeunterstützten Landwirtschaft (CSA) in Betracht. Wenn Sie Platz für einen kleinen Garten oder einfach nur für ein paar Topfpflanzen haben, können Sie auch darüber nachdenken, Ihre eigenen Kräuter und Gemüse anzubauen.

Akzeptieren Sie Vollwertkost: Wenn Sie Ihren Einkaufskorb mit Vollwertkost füllen, schonen Sie Ihre Gesundheit und Ihren Geldbeutel. Vollwertkost, einschließlich Vollkornprodukte, Hülsenfrüchte, Obst und Gemüse, ist oft günstiger als verarbeitete und verpackte Mahlzeiten. Diese nährstoffreiche Auswahl umfasst notwendige Vitamine, Mineralien und Ballaststoffe, die den Hormonhaushalt und das allgemeine Wohlbefinden fördern.

Preise vergleichen und nach Rabatten suchen: Um die besten Preise für PCOS-freundliche Mahlzeiten zu erhalten, nutzen Sie Shop-Flyer, Online-Verkäufe und Gutscheine. Wenn es finanziell sinnvoll ist, vergleichen Sie die Kosten bei anderen Einzelhändlern und denken Sie über den Kauf in großen Mengen nach. Ihre langfristigen Einkaufskosten werden gesenkt, wenn Sie haltbare Waren wie Getreide, Bohnen und Gewürze in größeren Mengen und zu einem günstigeren Preis kaufen.

Verwenden Sie Tiefkühl- und Konserven: Gefrorenes Obst und Gemüse sowie Konserven wie Bohnen und Tomaten können hilfreiche Partner bei Ihrem kostengünstigen PCOS-Einkauf sein. Diese Produkte kosten oft weniger Geld, sind länger haltbar und behalten ihren Nährstoffgehalt. Sie ermöglichen eine einfache und schnelle Zubereitung von Mahlzeiten und stellen sicher, dass Sie immer gesunde Alternativen zur Hand haben.

Lebensmittelverschwendung reduzieren: Diese Praxis ist sowohl ökonomisch als auch ökologisch gut. Planen Sie Ihre Mahlzeiten so, dass Sie das Beste aus den Lebensmitteln machen, die Sie zur Hand haben, und finden Sie originelle Möglichkeiten, Reste zu verwerten. Machen Sie aus Gemüseabfällen eine hausgemachte Gemüsebrühe und frieren Sie alle

Reste zur späteren Verwendung ein. Sie können Ihr Budget weiter ausdehnen, wenn Sie sich der Lebensmittelverschwendung bewusst sind.

In großen Mengen einkaufen und richtig lagern:
Großeinkäufe bestimmter Lebensmittel aus der Vorratskammer, darunter Getreide, Nüsse und Samen, können kostengünstiger sein. Um Zugang zu preisgünstigen Massenprodukten zu erhalten, suchen Sie in Lebensmittelgeschäften nach Großbehältern oder denken Sie über den Beitritt zu einer Genossenschaft in der Nachbarschaft nach. Bewahren Sie sie nur sorgfältig in verschlossenen Behältern auf, um die Frische zu bewahren und ein Verderben zu vermeiden.

Achten Sie beim Kauf von verpackter Ware darauf, die Etiketten zu lesen. Suchen Sie nach preiswerten Optionen, die Ihren PCOS-Ernährungsbedürfnissen entsprechen, wie z. B. zuckerarme, Vollkorn- und minimal verarbeitete Produkte. Konzentrieren Sie sich auf die Verwendung einfacher, gesunder Produkte anstelle teurer Waren mit Zusatzstoffen.

Vorteile von Meal Prep und Batch Cooking

Zeit- und Arbeitsersparnis: Indem Sie größere Mengen an Lebensmitteln auf einmal zubereiten, können Sie die tägliche Kochzeit minimieren und so wertvolle Zeit für andere Aktivitäten gewinnen.

Budgetfreundlicher Ansatz: Durch die Planung und Zubereitung von Mahlzeiten im Voraus können Sie Ihre Zutaten optimal nutzen, Lebensmittelverschwendung reduzieren und Spontankäufe vermeiden.

Ernährungskontrolle: Beim Batch-Kochen haben Sie die Kontrolle über die verwendeten Zutaten und können so nährstoffreiche Lebensmittel priorisieren, die das PCOS-Management unterstützen.

Teil Kontrolle: Durch die Zubereitung von Mahlzeiten im Voraus können Sie die Mahlzeiten entsprechend Ihren Ernährungsbedürfnissen portionieren, was eine ausgewogene Ernährung unterstützt und übermäßiges Essen verhindert.

Bequem und stressfrei: Wenn Sie vorgefertigte Mahlzeiten zur Hand haben, müssen Sie keine Kochentscheidungen in letzter Minute treffen und vermeiden ungesunde Gerichte zum Mitnehmen.

Erste Schritte mit dem Batch-Kochen und der Essenszubereitung

Erstellen Sie einen wöchentlichen Speiseplan: Beginnen Sie mit der Erstellung eines wöchentlichen Essensplans. Erwägen Sie, zur Unterstützung Ihrer PCOS-Diät ein ausgewogenes Verhältnis von Proteinen, Vollkornprodukten, gesunden Fetten und viel Gemüse zu sich zu nehmen.

Eine Einkaufsliste schreiben: Erstellen Sie nach der Planung Ihrer Mahlzeiten eine detaillierte Einkaufsliste, um sicherzustellen, dass Sie alle notwendigen Zutaten zur Hand haben.

Wählen Sie stapelfreundliche Rezepte: Suchen Sie nach Rezepten, die sich leicht erweitern lassen und im Kühlschrank oder im Gefrierschrank gut haltbar sind. Suppen, Eintöpfe, Aufläufe und Getreidesalate eignen sich hervorragend für das Batch-Cooking.

In großen Mengen kochen: Nehmen Sie sich unter der Woche oder am Wochenende ein paar Stunden Zeit, um größere Mengen an Essen zuzubereiten. Bereiten Sie mehrere Portionen Proteine, Getreide und geröstetes oder gedünstetes Gemüse zu.

Portionieren und aufbewahren: Teilen Sie die gekochten Speisen in Einzel- oder Familienportionen auf und bewahren Sie sie in luftdichten Behältern oder gefrierfesten Beuteln auf. Beschriften Sie sie zur leichteren Identifizierung mit Datum und Inhalt.

Für zukünftige Verwendung einfrieren: Wenn Sie für eine längere Lagerung mehrere Portionen kochen, sollten Sie erwägen, einige Portionen für die nächsten Wochen einzufrieren. Auf diese Weise können Sie die Mahlzeiten wechseln und den ganzen Monat über verschiedene Geschmacksrichtungen genießen.

Optimieren Sie die Vorbereitungszeit: Um bei der Essenszubereitung Zeit zu sparen, waschen und hacken Sie Gemüse im Voraus und kochen Sie Getreide oder Hülsenfrüchte vor, damit Sie sie in verschiedenen Gerichten verwenden können.

Tipps für den Erfolg bei der Zubereitung von Mahlzeiten

Investieren Sie in Qualitätsbehälter: Verwenden Sie robuste, wiederverwendbare Behälter, die mikrowellen- und spülmaschinenfest sind, um das Aufwärmen und Reinigen zu erleichtern.

Drehen und wiederverwenden: Planen Sie Ihre Mahlzeiten so, dass Sie die Essensreste im Laufe der Woche wechseln können, um Monotonie zu vermeiden. Verarbeiten Sie gekochte Zutaten in verschiedenen Gerichten, damit die Mahlzeiten interessant bleiben.

Profitieren Sie von der Einfachheit: Konzentrieren Sie sich auf Rezepte, die gängige Zutaten und einfache Kochtechniken verwenden, um Kosten und Zubereitungszeit zu minimieren.

Verwenden Sie saisonale und budgetfreundliche Zutaten: Integrieren Sie saisonale Produkte und erschwingliche Grundnahrungsmittel aus der Vorratskammer, um die Kosten niedrig zu halten und gleichzeitig frische und schmackhafte Mahlzeiten zu genießen.

Snacks nicht vergessen: Bereiten Sie im Voraus gesunde Snacks wie vorportionierte Nüsse, gehackte Früchte oder selbstgemachte Energiebällchen zu, um den Heißhunger zu stillen und nicht zu verarbeiteten Snacks zu greifen.

Körperliche Bewegung und PCOS

Die Behandlung von PCOS erfordert regelmäßige Bewegung. Es kann zur Gewichtsabnahme, zur Steigerung der Fruchtbarkeit und zur Verbesserung der Insulinsensitivität beitragen. Bewegung kann auch zur Linderung von Symptomen wie Stimmungsschwankungen, Hirsutismus und Akne beitragen.

Laut dem American College of Obstetricians and Gynecologists (ACOG) sollten Frauen mit PCOS jede Woche mindestens 150 Minuten Aerobic-Training mittlerer Intensität absolvieren.

Laut ACOG sollten Frauen mit PCOS zusätzlich zu aeroben Aktivitäten zwei- oder mehrmals pro Woche Krafttrainingsaktivitäten durchführen. Übungen, die sich auf den Muskelaufbau und die Stärkung der Knochen konzentrieren, werden als Krafttrainingsübungen bezeichnet.

Wenn Sie noch nie trainiert haben, ist es wichtig, langsam zu beginnen und die Dauer und Intensität Ihres Trainings schrittweise zu steigern.

Die Behandlung von PCOS erfordert regelmäßige Bewegung. Es kann dazu beitragen, Ihre allgemeine Gesundheit und Ihr Wohlbefinden zu verbessern und das Risiko, an schwerwiegenden Gesundheitsproblemen zu leiden, zu verringern.

Vorteile des Trainings für PCOS-Frauen

***Verbessert die Insulinsensitivität:** Insulin ist ein Hormon, das die Nutzung von Glukose als Brennstoff durch den Körper unterstützt. Bei Frauen mit PCOS kommt es häufig zu einer Insulinresistenz, die auftritt, wenn Zellen nicht angemessen auf Insulin reagieren. Dies kann zu einem erhöhten Blutzuckerspiegel und einem erhöhten Risiko für Typ-2-Diabetes führen. Bewegung kann dazu beitragen, die Insulinsensitivität zu erhöhen, was dazu beitragen kann, den Blutzuckerspiegel zu senken und das Risiko für Typ-2-Diabetes zu minimieren.

*** Verringert das Körpergewicht:** Frauen mit PCOS haben oft mit Übergewicht zu kämpfen. Eine Gewichtszunahme kann die Insulinresistenz verschlimmern und die Kontrolle anderer PCOS-Symptome erschweren. Sport kann zur Gewichtsabnahme beitragen, was zur Verbesserung der Insulinsensitivität und anderer PCOS-Symptome beitragen kann.

*** Verbessert die Fruchtbarkeit:** Frauen mit PCOS haben oft Schwierigkeiten, schwanger zu werden. Durch die Verbesserung des Eisprungs und der Eizellenqualität kann Bewegung dazu beitragen, die Fruchtbarkeit von PCOS-betroffenen Frauen zu verbessern.

*** Lindert Akne, Hirsutismus und Stimmungsschwankungen:** PCOS kann zu einer Reihe von Symptomen führen, darunter Akne, Hirsutismus (übermäßiger Haarwuchs) und Stimmungsschwankungen. Durch die Verringerung von Entzündungen und die Erhöhung der Insulinsensitivität kann Bewegung dazu beitragen, diese Symptome zu lindern.

Bewegung bietet mehrere Vorteile für die allgemeine Gesundheit und das Wohlbefinden, darunter die Senkung des Risikos für Herzerkrankungen, Schlaganfall, Typ-2-Diabetes und bestimmte Krebsarten. Stimmung, Schlaf und Energieniveau können durch Bewegung verbessert werden.

So erstellen Sie eine Trainingsroutine für PCOS

1. Konsultieren Sie Ihren Arzt. Es ist wichtig, dass Sie Ihren Arzt konsultieren, bevor Sie mit einem neuen Trainingsprogramm beginnen. Sie können Sie bei der Entwicklung eines individuellen Trainingsprogramms unterstützen, das sowohl sicher als auch effizient ist.

2. Beginnen Sie langsam und steigern Sie nach und nach die Länge und Intensität Ihrer Übungen. Wenn Sie noch nie trainiert haben, ist es wichtig, langsam zu beginnen und die Dauer und Intensität Ihres Trainings schrittweise zu steigern. Dies kann Ihnen helfen, Verletzungen zu vermeiden und sicherzustellen, dass Sie Ihr Trainingsprogramm einhalten können.

3. Wählen Sie einen unterhaltsamen Zeitvertreib. Es ist weniger wahrscheinlich, dass Sie bei Ihren Übungen beharren, wenn Sie sie nicht lieben. Wählen Sie aus den zahlreichen verfügbaren Aktivitäten eine Aktivität aus, die Sie lieben und die zu Ihrem Lebensstil passt.

4. Legen Sie realistische Ziele fest. Seien Sie vorsichtig und versuchen Sie nicht zu schnell zu viel. Wenn Sie fitter werden, erhöhen Sie schrittweise die Länge und Intensität Ihrer Übungen, beginnend mit kurzen, einfachen Übungen.

5. Finden Sie einen Trainingspartner. Sie können Ihre Motivation und Verantwortung aufrechterhalten, indem Sie mit einem Begleiter trainieren.

6. Integrieren Sie körperliche Aktivität in Ihren Alltag. Planen Sie, wie bei jedem anderen wichtigen Termin auch, Zeit für Bewegung ein.

7. Zögern Sie nicht, Hilfe in Anspruch zu nehmen. Sprechen Sie mit Ihrem Arzt oder einem professionellen Personal Trainer, wenn Sie Hilfe bei der Auswahl eines Trainingsprogramms oder bei der Anpassung der Aktivitäten an Ihre speziellen Anforderungen benötigen.

Stressbewältigungsstrategien für PCOS

Stress kann die PCOS-Symptome verschlimmern und die Bewältigung der Krankheit erschweren. Mehrere Methoden zur Stressreduzierung können Frauen mit PCOS dabei helfen, Stress abzubauen und ihre allgemeine Gesundheit und ihr Wohlbefinden zu verbessern:

Sport: Sport ist eine fantastische Strategie, um Stress abzubauen und die Insulinsensitivität zu verbessern. Versuchen Sie, an den meisten Tagen der Woche mindestens 30 Minuten moderate Bewegung in Ihren Zeitplan aufzunehmen.

Yoga ist ein Geist-Körper-Training, das Körperhaltungen, Atemtechniken und Meditation beinhaltet. Yoga kann dabei helfen, Stress abzubauen, die Insulinsensitivität zu erhöhen und die Stimmung zu heben.

Meditation: Als eine Technik, die Körper und Geist miteinander verbindet, beinhaltet Meditation die Reinigung des Geistes von allen Ideen und die Konzentration auf den gegenwärtigen Moment. Stressreduzierung, besserer Schlaf und Stimmungsaufhellung sind Vorteile der Meditation.

Tiefes Atmen ist eine grundlegende Strategie zur Stressreduzierung. Atmen Sie ein paar Mal tief durch die Nase ein und aus, wenn Sie sich unruhig fühlen.

Aromatherapie: Bei der Aromatherapie werden ätherische Öle eingesetzt, um die Entspannung zu fördern und Spannungen abzubauen. Erwägen Sie, ein paar Tropfen ätherisches Öl in ein warmes Bad zu geben oder es im ganzen Haus zu verteilen.

Massage: Eine Massage kann Ihnen helfen, sich glücklicher zu fühlen, besser zu schlafen und Stress abzubauen.

Zeit in der Natur verbringen: Zeit in der Natur zu verbringen kann helfen, Stress abzubauen und die Stimmung zu heben. Machen Sie einen

Spaziergang im Park, entspannen Sie am Wasser oder unternehmen Sie eine Wanderung.

Sorgen Sie für ausreichend Schlaf: Schlafmangel erhöht den Stress und erschwert die Kontrolle der PCOS-Symptome. Versuchen Sie, jede Nacht 7–8 Stunden zu schlafen.

Ernähren Sie sich nahrhaft: Eine gute Ernährung kann dazu beitragen, dass Sie sich weniger gestresst fühlen und eine bessere Insulinsensitivität haben. Vermeiden Sie verarbeitete Lebensmittel, zuckerhaltige Getränke sowie übermäßige Mengen Kaffee und Alkohol.

Sprechen Sie mit jemandem, dem Sie vertrauen können: Das Gespräch mit einem Freund, Familienmitglied, Therapeuten oder einer anderen vertrauenswürdigen Person kann Ihnen helfen, mit Stress umzugehen und Ihr allgemeines Wohlbefinden zu verbessern

Die besten und schlechtesten PCOS-Übungen

Krafttraining

Viele PCOS-Symptome wie Insulinresistenz und ein träger Stoffwechsel können durch Krafttraining gelindert werden, zu dem auch der Einsatz von Gewichten oder körpergewichtsorientierte Übungen gehören. Darüber hinaus fördert Krafttraining den Aufbau von Muskelmasse, was den Stoffwechsel des Körpers sowohl beim Training als auch im Ruhezustand erhöht. Denken Sie daran, Ihrem Körper zwischen den Krafttrainingseinheiten genügend Zeit zu geben, sich zu erholen und Muskelgewebe wieder aufzubauen.

Hochintensives Intervalltraining (HIIT) HIIT-ÜbungS

sind gekennzeichnet durch kurze Phasen körperlich anstrengender Aktivität, gefolgt von Erholungsphasen mit geringerer Intensität. Untersuchungen zufolge hatten Frauen mit PCOS, die HIIT-Übungen machten, ein besseres Hormonmanagement, eine verbesserte Körperzusammensetzung, einen insgesamt niedrigeren BMI und eine bessere Blutzuckerkontrolle.

Laut im Laufe der Zeit durchgeführten Studien hatten diese Frauen ein geringeres zukünftiges Risiko, an einem metabolischen Syndrom zu erkranken. Die erfolgreichste Trainingsart für PCOS-betroffene Frauen ist HIIT. Allerdings sind diese Übungen eine ziemliche Belastung für den Körper. Wenn Sie HIIT-Übungen in Ihr Programm einbauen, achten Sie darauf, genügend Zeit für Entspannung und Erholung einzuplanen. Untersuchungen zufolge reicht es aus, an zwei bis drei Tagen in der Woche HIIT-Übungen durchzuführen, um die PCOS-bedingten Vorteile zu nutzen.

Yoga

Yoga ist für seine Rolle bei der Stressbewältigung und seine Fähigkeit, bei der PCOS-Behandlung zu helfen, anerkannt. Da die Hormonkontrolle bei PCOS eine wichtige Rolle spielt, muss der Stressbewältigung oberste Priorität eingeräumt werden, um die Ausschüttung von Stresshormonen zu verhindern. Ihr Stresshormon Cortisol steigt zusammen mit Insulin, was möglicherweise zu einer Verschlechterung der Insulinresistenz führt. Untersuchungen zufolge kann die Ausübung von Yoga oder Achtsamkeitsmeditation, selbst wenn sie nur zehn Minuten lang dreimal pro Woche durchgeführt wird, dauerhafte Vorteile haben.

Am schlimmsten

Cardio

Obwohl Herz-Kreislauf-Aktivität zahlreiche Vorteile hat, kann sie auch der PCOS-Kontrolle entgegenwirken. Laufen, Seilspringen und Radfahren sind Beispiele für Herz-Kreislauf-Training. Bestimmte Hormone wie Androgene und das Stresshormon Cortisol können durch übermäßiges Training erhöht werden. Der Körper reagiert auf erhöhte Mengen dieser Hormone, indem er mehr Insulin produziert, was die Kontrolle des Blutzuckerspiegels schwieriger macht. Aber lassen Sie sich dadurch nicht von jeglicher Herztätigkeit abhalten. Bewegung trägt nicht nur dazu bei, ein gesundes Gewicht zu halten und die Herz-Kreislauf-Funktion zu verbessern, sondern bietet auch zahlreiche weitere Vorteile. Das Ziel besteht darin, Cardiotraining mit anderen Trainingsarten in Einklang zu bringen und eine Überlastung zu vermeiden.

Wiederholung: Jede Art von Training hat etwas Einzigartiges zu bieten. Wenn Sie die besten Ergebnisse erzielen möchten, ist es wichtig, Ihr Trainingsprogramm zu variieren und sicherzustellen, dass Sie eine bestimmte Region nicht überbeanspruchen. Das ideale Training kombiniert aktive Erholung, Cardio- und Krafttraining.

Erholungstage überspringen: Konzentrieren Sie sich auf „aktive Erholungstage" statt auf Ruhetage. Aktive Erholung bedeutet, dass Sie sich weiter bewegen und Ihrem Körper gleichzeitig Zeit geben, sich von intensiveren Übungen zu erholen. Planen Sie Erholungstage mindestens zwei- bis dreimal pro Woche ein, genau wie Sie es auch an Tagen mit höherem Intensitätstraining tun würden. Ein langer Spaziergang, leichtes Yoga, eine gemütliche Radtour oder das Mitnehmen Ihres Haustieres in den Hundepark zum Spielen sind Beispiele für aktive Erholung.

Die Aktivität, die Sie regelmäßig ausüben, hat den größten Einfluss auf PCOS, wenn es um Sport geht. Wählen Sie eine Auswahl an unterhaltsamen Hobbys, bei denen Sie sich großartig fühlen! Untersuchungen zufolge sind HIIT und Krafttraining die wirksamsten Trainingsformen zur Behandlung von PCOS. Noch wichtiger ist jedoch, dass Sie Ihren Körper auf eine Art und Weise bewegen, die sich gut anfühlt.

Haferflocken mit Beeren und Nüssen

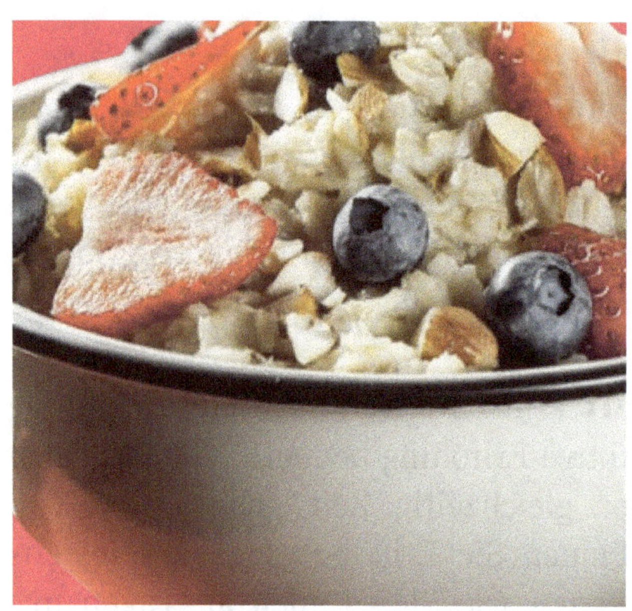

Vorbereitungszeit 5 Min

Kochzeit 5 Min

Zutaten:

- ☐ 1 Tasse Haferflocken
- ☐ 1 Tasse ungesüßte Mandelmilch
- ☐ 1/2 Tasse Beeren (wie Blaubeeren, Himbeeren oder Erdbeeren)
- ☐ 1/4 Tasse gehackte Nüsse (wie Mandeln, Walnüsse oder Pekannüsse)
- ☐ 1 Esslöffel Honig (optional)

Anweisungen

- In einem kleinen Topf Haferflocken und Mandelmilch vermischen. Bei mittlerer Hitze zum Kochen bringen, dann die Hitze reduzieren und 5 Minuten köcheln lassen, oder bis die Haferflocken gar sind.
- Beeren, Nüsse und Honig (falls verwendet) unterrühren.
- Sofort servieren.

Nährwert pro Portion

Kalorien: 300| Fett: 10g| Fett: 1 g | Cholesterin: 0 mg | Kohlenhydrate: 45 g
Ballaststoffe: 5g| Zucker: 15g| Protein: 10g

Wurst McMuffin

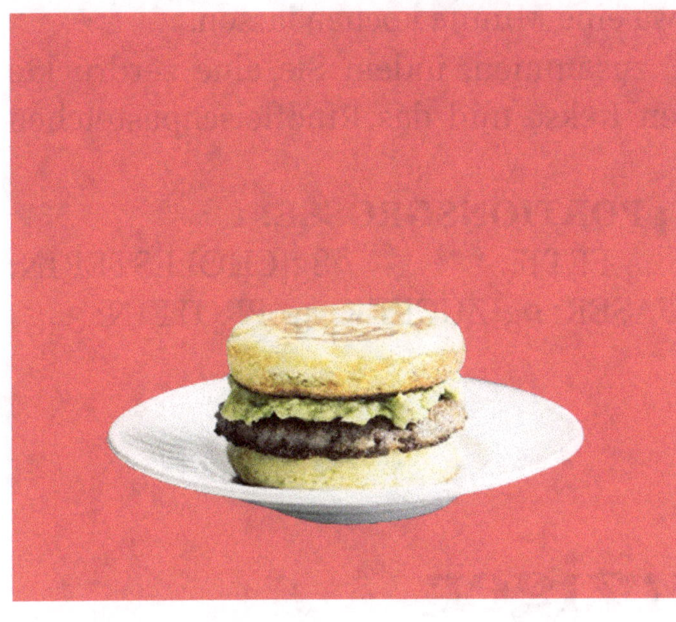

Vorbereitungszeit 10 Min. Kochzeit 10 Min. Portion 1

ZUTATEN

EIWEISS

☐ 4 Unzen Wurstpastetchen (oder tauschen Sie es gegen Rindfleischpastetchen)

☐ 1 Ei

SPEISEKAMMER

☐ 2 EL Ghee (aufgeteilt)

☐ 1 EL Mandelmilch

☐ 1 EL Olivenöl

☐ 1 EL Kokosmehl

☐ 2 EL Mandelmehl

☐ 1/2 TL Backpulver

☐ 1/4 TL Salz

OBST

☐ 1/2 Avocado (püriert)

ANWEISUNGEN

- Ghee sollte bei mittlerer bis hoher Hitze geschmolzen werden. Die Rinder- oder Wurstfrikadellen sollten gekocht und beiseite gestellt werden.
- Ei, Mandelmilch, Olivenöl, Kokosmehl, Mandelmehl, Backpulver und Salz sollten vor der Zubereitung des Kekses in einer kleinen Schüssel vermischt werden.
- Zwei 8,9 cm große runde Keksausstecher sollten in der Pfanne mit mehr Ghee eingefettet werden.
- Verteilen Sie die Keksmischung gleichmäßig in jeder Form, nachdem Sie die Ausstechformen in die Form eingesetzt haben.

- Reduzieren Sie die Temperatur. Kochen Sie die Keksmischung etwa 4 Minuten lang oder bis sie fast fertig ist.
- Drehen Sie die Kekse vorsichtig um, nachdem Sie die Formen herausgenommen haben. Etwa eine Minute kochen lassen.
- Stellen Sie den „McMuffin" zusammen, indem Sie eine zerdrückte Avocado zwischen die beiden Kekse und das Rindfleischpastetchen legen.

Nährwertangaben: ERTRAG: 1 PORTIONSGRÖSSE: 1

KALORIEN: 1068| FETT: 98g|CHOLESTERIN: 349mg|KOHLENHYDRATE: 19g|FASER: 9g|ZUCKER: 4g|PROTEIN: 34g

Würziger Hühnchen-Frühstücksauflauf

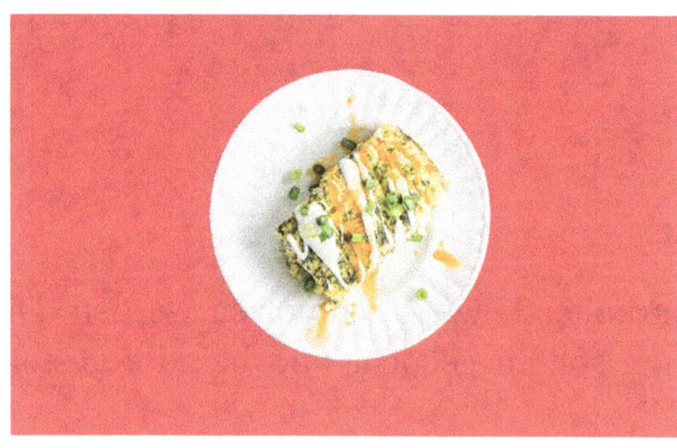

VORBEREITUNGSZEIT: 15 MINUTEN
KOCHZEIT: 40 MINUTEN
Für 4 Personen
ZUTATEN
EIWEISS
- ☐ 8 Eier
- ☐ 8 Unzen Hähnchenbrust

SPEISEKAMMER
- ☐ 4 EL Mandelmilch

(oder vollfette Kokosmilch)
- ☐ 4 EL Mayonnaise
- ☐ 1/3 Tasse scharfe Soße
- ☐ 1 TL Knoblauchpulver
- ☐ 1 TL Zwiebelpulver

- ☐ 1/2 tsp Paprika
- ☐ 1 TL getrockneter Dill
- ☐ 1 TL Salz
- ☐ 4 EL Ranch-Dressing

GEMÜSE

- ☐ 1 Frühlingszwiebel (gewürfelt)

ANWEISUNGEN

- Mit Salz und Pfeffer abschmecken und das Hähnchen backen, grillen oder braten, bis es gar ist. Nach dem Abkühlen in mundgerechte Stücke schneiden oder zerkleinern.
- Eine Auflaufform mit den Maßen 23 x 33 cm einfetten und den Backofen auf 190 °C vorheizen.
- In einer großen Schüssel Eier, Mandelmilch, Mayonnaise und scharfe Sauce verquirlen. Fügen Sie Salz, Frühlingszwiebeln, Paprika, getrockneten Dill, Knoblauchpulver, Zwiebelpulver und gekochtes Hähnchen hinzu, indem Sie alles verrühren.
- Die Mischung sollte in den Auflauf gegossen und 35 bis 40 Minuten lang gebacken werden, oder bis die Eier vollständig gekocht sind und die Mitte fest ist.
- Vor dem Verzehr sollte Ranch-Dressing über den Schnitt geträufelt werden.
- In einem gut verschlossenen Behälter bis zu vier Tage gekühlt aufbewahren.

Nährwertangaben: Portionsgröße: 1

KALORIEN: 410 FETT: 29 g CHOLESTERIN: 430 mg KOHLENHYDRATE: 5 g FASER: 1 g ZUCKER: 2 g PROTEIN: 31 g

Kürbispfannkuchen

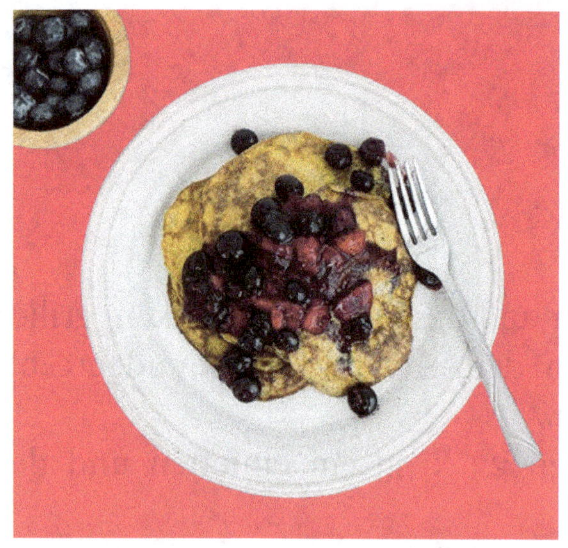

VORBEREITUNGSZEIT: 15 MINUTEN
KOCHZEIT: 20 MINUTEN
Für 4 Personen
ZUTATEN
EIWEISS
- ☐ 4 Eier

SPEISEKAMMER
- ☐ 1/2 Tasse Kürbispüree
- ☐ 1 TL Vanilleextrakt
- ☐ 1 TL gemahlener Ceylon-Zimt
- ☐ 1 TL Kürbiskuchengewürz
- ☐ 1/2 TL Backpulver
- ☐ 1/8 TL Salz
- ☐ 2 EL Kokosmehl
  (optional, falls Ihr Teig zu flüssig ist)
- ☐ 1 EL Ghee (für den Teig)
- ☐ 2 EL Ghee (zum Braten von Pfannkuchen)
- ☐ 1/2 Tasse Kokosjoghurt

OBST
- ☐ 1 Tasse gefrorene Beeren

ANWEISUNGEN

- Eier, Kürbispüree, Vanilleextrakt, Zimt, Kuchengewürz, Backpulver und Salz sollten alle in einer großen Rührschüssel vermischt werden. Um die Mischung vollkommen glatt zu machen, verquirlen und vermischen. Um Klumpen mit den trockenen Zutaten zu vermeiden

- Die Menge an Kürbispüree und Eiern, die Sie verwenden, bestimmt, wie dick oder flüssig der Teig ist. Daher müssen Sie möglicherweise ein wenig experimentieren, um die ideale Konsistenz zu erhalten. Im Allgemeinen ist es besser, eine etwas flüssigere Mischung zu haben, als Sie es gewohnt sind. Wenn der Teig jedoch dicker werden muss, vermischen Sie ihn mit 1–2 Esslöffeln Kokosmehl und lassen Sie ihn etwa 10 Minuten ruhen.

- Erhitzen Sie eine große Pfanne auf eine mittlere bis niedrige Temperatur. Bevor Sie die Pfanne wieder auf den Herd stellen, schmelzen Sie sofort das Ghee und rühren Sie es in den Teig, um die Zubereitung abzuschließen.
- Gießen Sie den Pfannkuchenteig in die Pfanne und fügen Sie dann eine gute Menge Ghee hinzu.
- Drehen Sie die Pfannkuchen um, sobald sich ein paar Blasen bilden, und backen Sie sie auf der anderen Seite durch. Wiederholen Sie den Vorgang, bis alle Teige verbraucht sind.
- Reduzieren Sie die Hitze und backen Sie Ihre Pfannkuchen langsamer, wenn Sie feststellen, dass sie außen angebrannt, innen aber unzureichend gekocht sind. Um sie richtig hinzubekommen, ist möglicherweise ein wenig Übung erforderlich.
- Als Garnitur etwas Beeren und Joghurt zu den Pfannkuchen geben. Oft taue ich einfach ein paar gefrorene Beeren auf und rühre sie in einem kleinen Topf um, um ein einfach gemischtes Beerenkompott zuzubereiten. Sie können beginnen, sobald sie weich sind.

Ernährung PORTIONSGRÖSSE: 1
KALORIEN: 468 FETT: 31 g CHOLESTERIN: 422 mg KOHLENHYDRATE: 31 g FASER: 6 g ZUCKER: 19 g PROTEIN: 18 g

TEX-MEX Frühstückspfanne

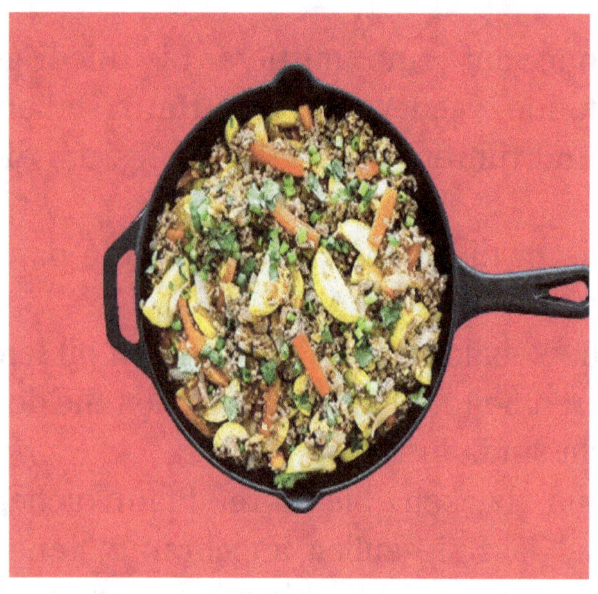

KOCHZEIT: 20 MIN.
VORBEREITUNGSZEIT: 15 MIN
 Portionen 4
ZUTATEN
EIWEISS

☐ 1 1/2 Pfund Rinderhackfleisch (Rinderhackfleisch)

☐ 4 Eier

SPEISEKAMMER

☐ 1/2 Tasse Olivenöl (aufgeteilt)

☐ 1 Tasse Salsa

☐ 1 TL gemahlener Kreuzkümmel

☐ 1/2 TL Chilipulver

☐ 1 TL Salz

☐ 1/2 TL schwarzer Pfeffer

GEMÜSE

☐ 1 lb Zucchini
   (oder gelber Kürbis, in dünne Halbmonde geschnitten)

☐ 1 Zwiebel (gewürfelt)

☐ 1 rote Paprika (in Streifen geschnitten)

☐ 1/2 Tasse frischer Koriander (gehackt)

☐ 3 Frühlingszwiebeln (in Scheiben geschnitten)

ANWEISUNGEN

- Die Zwiebel sollte etwa 5 Minuten lang oder bis sie weich ist in einer großen Pfanne bei mittlerer bis hoher Hitze gebraten werden.
- Stellen Sie eine große Schüssel beiseite, nachdem Sie den Kürbis, die Paprika, den Kreuzkümmel und das Chilipulver weitere 5 Minuten lang gekocht haben, oder bis das Gemüse gerade noch weich ist.

- Erhitzen Sie die Pfanne erneut, geben Sie weiteres Öl hinzu und kochen Sie das Rindfleisch. Brechen Sie es dabei mit einem Löffel oder Spatel auf, bis es gut gebräunt ist. Fleisch, Gemüse sowie Salz und Pfeffer in dieselbe Schüssel geben und verrühren, bis alles gut vermischt ist.
- Reduzieren Sie die Hitze auf eine niedrige Stufe und stellen Sie die Pfanne mit einer großzügigen Menge Olivenöl wieder auf den Herd. Die Eier in die Pfanne geben und verrühren, nachdem man sie mit etwas zusätzlichem Salz verquirlt hat.
- Fügen Sie das Fleisch, das Gemüse und die Salsa wieder hinzu, nachdem die Eier fast fest sind, und rühren Sie alles gründlich um.
- Mit Koriander und Frühlingszwiebeln servieren.

Ernährung PORTIONSGRÖSSE: 1
Kalorien: 835, Fett: 62 g, Cholesterin: 337 mg, Kohlenhydrate: 14 g, Ballaststoffe: 4 g, Zucker: 7 g, Protein: 55 g

Müsli-Auflauf

VORBEREITUNGSZEIT: 25 MINUTEN,

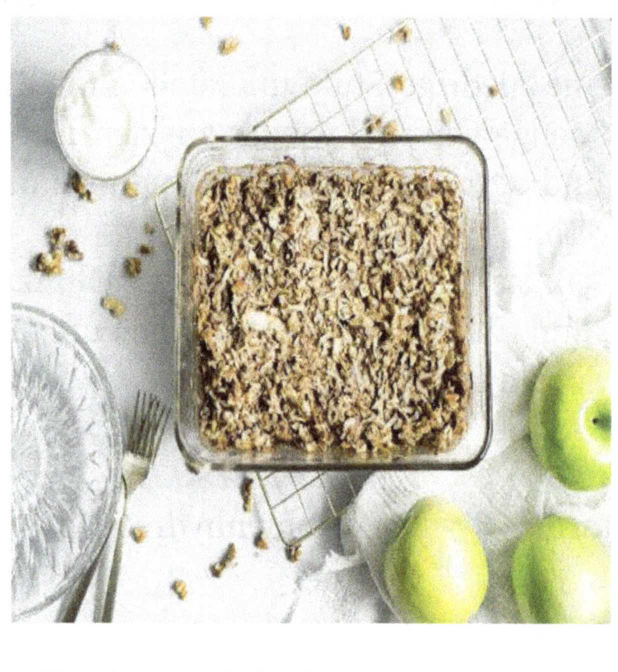

KOCHZEIT: 35 MINUTEN
 Portionen 6

ZUTATEN

SPEISEKAMMER

- ☐ 2 EL Leinsamen-/Leinsamenmehl
- ☐ 1/2 Tasse Mandeln
- ☐ 1/2 Tasse Walnüsse
- ☐ 1/2 Tasse Pekannüsse
- ☐ 1/3 Tasse Kokosflocken
- ☐ 1 EL Kokosöl (geschmolzen, zum Rösten von Nüssen)
- ☐ 1/2 Mandelmilch
- ☐ 2 EL Kokosöl (geschmolzen, abgekühlt)
- ☐ 1 EL Apfelkuchengewürz
- ☐ 1 TL gemahlener Ceylon-Zimt
- ☐ 1/2 TL Salz

OBST

- ☐ 2 Äpfel (geschält, gerieben)

ANDERE

- ☐ 5 EL gefiltertes Wasser

ANWEISUNGEN

- Leinsamenmehl und Wasser in einer kleinen Schüssel vermischen. Lassen Sie die Mischung 10 bis 15 Minuten lang ruhen, damit sie eindicken kann.
- Ein Backblech sollte mit Backpapier ausgelegt werden und der Ofen sollte auf 350°F (175°C) vorgeheizt sein.

- Kokosöl in einer einzigen Schicht über die Nüsse und Kokosflocken gießen. Nach 5-7 Minuten aus dem Ofen nehmen und abkühlen lassen.
- Die Temperatur des Ofens sollte auf 190 °C (375 °F) erhöht werden.
- Eine krümelige Mischung aus Hülsenfrüchten und Kokosnuss in einer Küchenmaschine oder einem leistungsstarken Mixer herstellen. Überarbeiten Sie es nicht, sonst erhalten Sie eine ölige Kombination.
- Die verarbeiteten Nüsse, geriebenen Äpfel, Mandelmilch, Leinsamenmischung, zusätzliches Kokosöl, Gewürze und Salz in einer großen Schüssel vermischen. Wenn die Oberfläche knusprig und braun wird, in eine 25 x 25 cm große Auflaufform geben und 35 bis 40 Minuten backen.
- Mit warmem Kokosjoghurt servieren.

Ernährung PORTIONSGRÖSSE: 1

Kalorien: 335, Fett: 29 g, Cholesterin: 0 mg, Kohlenhydrate: 19 g, Ballaststoffe: 6 g, Zucker: 10 g, Eiweiß: 6 g

Frühstücks-Blues-Porridge

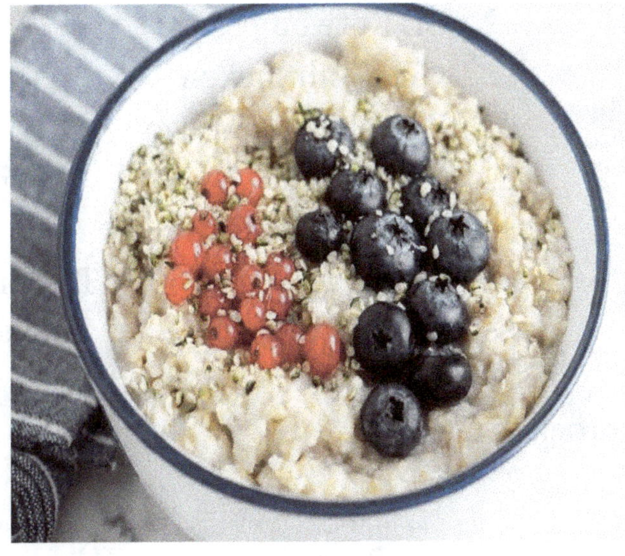

Zubereitungszeit: 5 Minuten, 2 Portionen

Zutaten

- ☐ ½ Tasse (50 g) Haferbrei
- ☐ ⅚ Tasse (200 ml) Milch
- ☐ ½ TL Vanilleextrakt
- ☐ 2 EL griechischer Joghurt
- ☐ ⅛ Tasse (25 g) Chiasamen
- ☐ ¾ Tasse (150 g) Blaubeeren

□ ⅓ Tasse (25 g) Mandelblättchen

Anweisungen

- Griechischer Joghurt, Chiasamen, Milch, Vanilleessenz und Haferbrei werden in einer Schüssel vermischt und eine Minute lang einweichen lassen. Fügen Sie einige Blaubeeren hinzu, sobald die Haferflocken weich sind.

- Fügen Sie der Mischung eventuell übrig gebliebene Beeren und Mandeln hinzu, bevor Sie sie auf zwei Teller verteilen.

Nährwert pro Portion

Kalorien 347, Protein 15 g, Kohlenhydrate 42 g, Fett 15 g

Tomaten-Wassermelonen-Salat

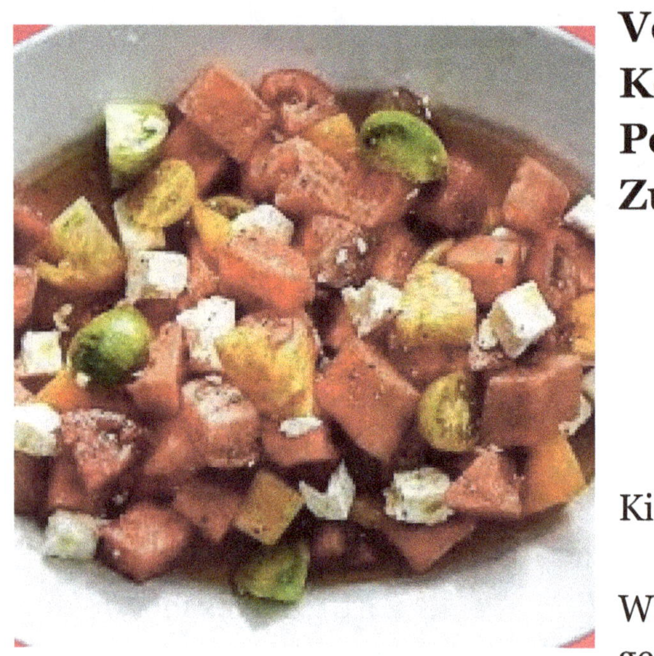

**Vorbereitungszeit   +
Kochzeit: 5   Minuten.
Portion 2**

Zutaten

□ 1 EL Olivenöl

□ 1 EL Rotweinessig

□ ¼ TL Chiliflocken

□ 1 EL gehackte Minze

□ ⅘ Tasse (120 g) Kirschtomaten, gehackt

□ (250 g) 1 ⅔ Tassen Wassermelone, in Stücke geschnitten

□ ⅔ Tasse (100 g) Feta-Käse, zerbröckelt

Anweisungen

- Um das Dressing zuzubereiten, würzen Sie es, nachdem Sie Öl, Essig, Chiliflocken und Minze vermischt haben.
- Wassermelone und Tomaten in eine Schüssel geben. Das Dressing darüber gießen, den Feta unterrühren und servieren.

Nährwert pro Portion

Kalorien 177| Protein 5g| Kohlenhydrate 13g| Fett 13g

Smoothie mit Proteinpulver

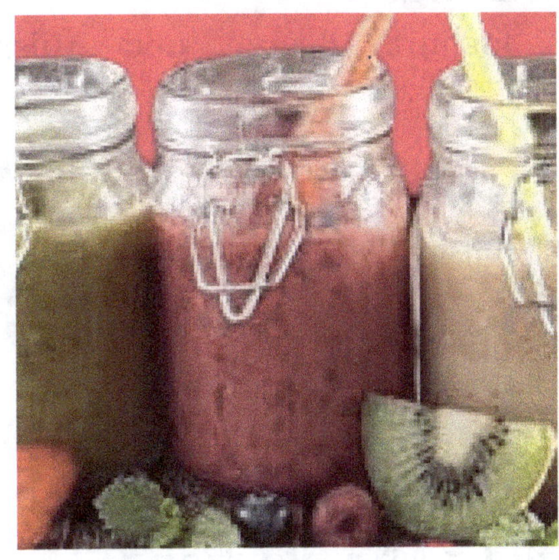

Kochzeit: 5 Min.

Vorbereitungszeit   5   Min.

Portion 1

Zutaten

- ☐ 1 Tasse gefrorene Beeren
- ☐ 1 Banane
- ☐ 1 Tasse ungesüßte Mandelmilch
- ☐ 1 Messlöffel Vanille-Proteinpulver

Anweisungen

- Um alles glatt zu machen, alle

Zutaten in einen Mixer geben

Nährwert pro Portion

Kalorien 300| Eiweiß 20g | Kohlenhydrate 45g| Fett 5g| Ballaststoffe 5g

Griechischer Joghurt mit Obst und Müsli

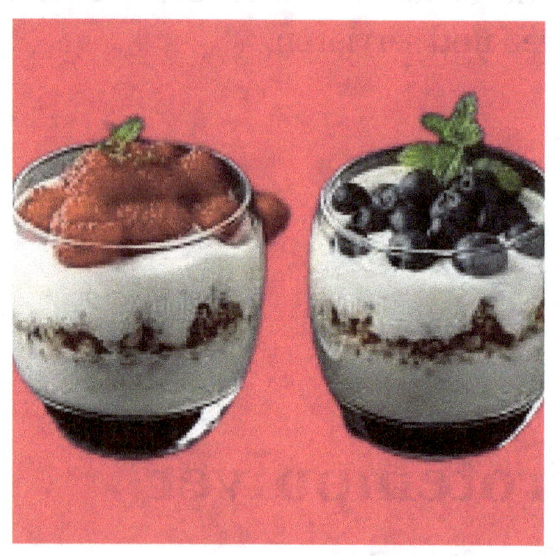

Zubereitungszeit + Kochzeit: 5 Minuten, Portion 21
Zutaten

- ☐ 1 Tasse griechischer Naturjoghurt
- ☐ 1/2 Tasse Beeren

(wie Blaubeeren, Himbeeren oder Erdbeeren)

- ☐ 1/4 Tasse Müsli

(hausgemacht oder im Laden gekauft)

Anweisungen

- In einer Schüssel griechischen Joghurt, Beeren und Müsli vermischen.
- Sofort servieren.

Nährwert pro Portion

Kalorien 250| Eiweiß 20g | Kohlenhydrate 35g| Fett 10g| Ballaststoffe 5g

Vollkorntoast mit Avocado

Kochzeit: 5 Min. Vorbereitungszeit 5 Min. Portion 1
Zutaten

- ☐ 1 Scheibe Vollkornbrot
- ☐ 1/2 Avocado, püriert
- ☐ 1/4 Teelöffel Salz
- ☐ 1/8 Teelöffel schwarzer Pfeffer

Optionale Toppings: rote Pfefferflocken, Schnittlauch oder ein Ei

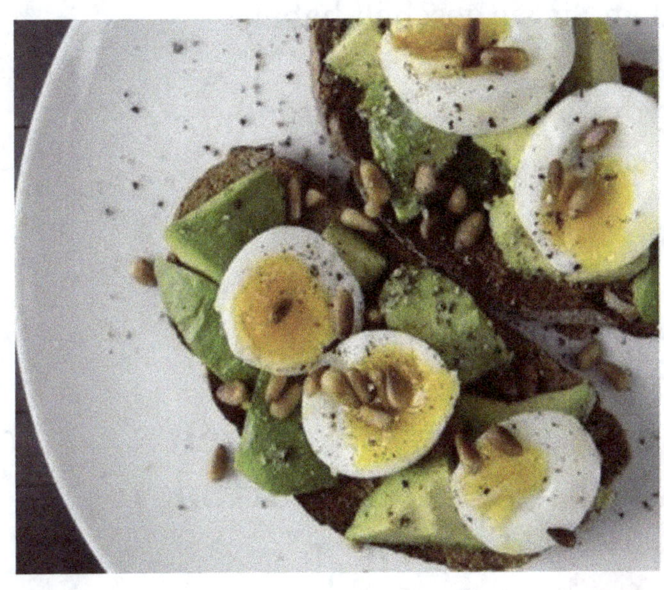

Anweisungen

- Toasten Sie das Brot.
- Das Avocadopüree auf dem Toast verteilen.
- Mit Salz und Pfeffer bestreuen.
- Mit optionalen Toppings belegen

Nährwert pro Portion
Kalorien 250| Protein 5g | Kohlenhydrate 25g| Fett 15g| Ballaststoffe 5g

Hart gekochte Eier

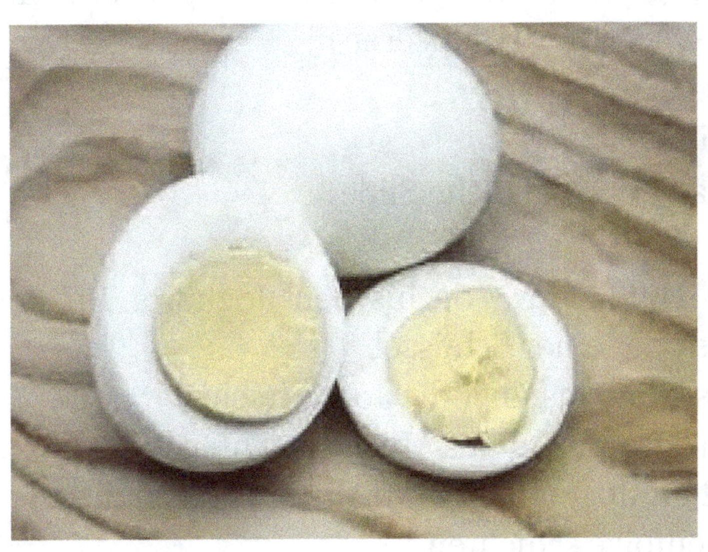

Vorbereitungszeit 5 Minuten
Kochzeit: 10 Minuten
Portion 6
Zutaten
6 große Eier

Anweisungen:

- Kochendes Wasser in einem großen Topf.
- Legen Sie die Eier vorsichtig mit einem Schaumlöffel in das kochende Wasser.
- Kochen Sie die Eier 6 bis 8 Minuten lang oder bis sie nach Belieben gar sind.
- Um den Kochvorgang zu unterbrechen, legen Sie die Eier sofort in eine Schüssel mit Eiswasser.

- Servieren Sie die Eier, nachdem Sie sie geschält haben.

Nährwert pro Portion

Kalorien 78| Protein 6g | Kohlenhydrate 0g| Fett 5g| Faser 0g

Perfekter Joghurt

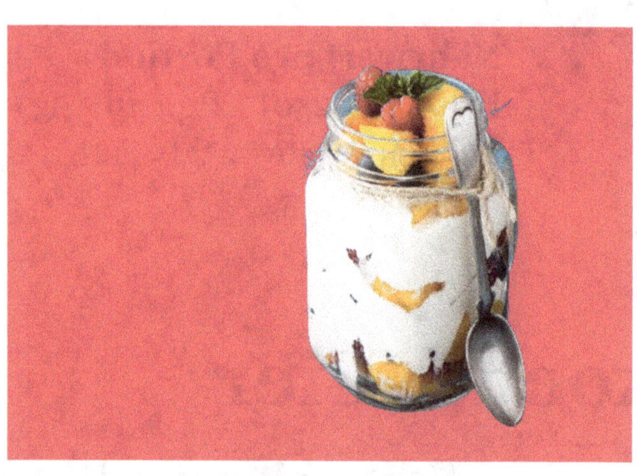

Zubereitungszeit 10 Minuten, Portion 1

Zutaten

- ☐ 1/2 Tasse griechischer Naturjoghurt
- ☐ 1/4 Tasse Müsli (wählen Sie eine zuckerarme Option)
- ☐ 1/4 Tasse gemischte Beeren (wie Erdbeeren, Blaubeeren oder Himbeeren)
- ☐ 1 Esslöffel gehackte Nüsse (wie Mandeln oder Walnüsse)
- ☐ 1 Teelöffel Honig (optional, für zusätzliche Süße)

Anweisungen:

- Geben Sie zunächst die Hälfte des griechischen Joghurts auf den Boden eines Servierglases oder einer Schüssel.
- Streuen Sie die Hälfte des Granolas über die Joghurtschicht.
- Die Hälfte der gemischten Beeren auf das Müsli schichten.
- Den restlichen griechischen Joghurt, das Müsli und die gemischten Beeren in derselben Reihenfolge schichten.
- Die gehackten Nüsse über die letzte Beerenschicht streuen.
- Für noch mehr Süße nach Belieben Honig darüber träufeln.
- Sofort servieren und genießen!

Nährwert pro Portion:

Kalorien: 250 Protein: 18 g Fett: 9 g Kohlenhydrate: 26 g Ballaststoffe: 4 g

Overnight-Oats

Portionen: 1 Vorbereitungszeit: 5 Minuten

Abkühlzeit: 4–6 Stunden oder über Nacht

Zutaten

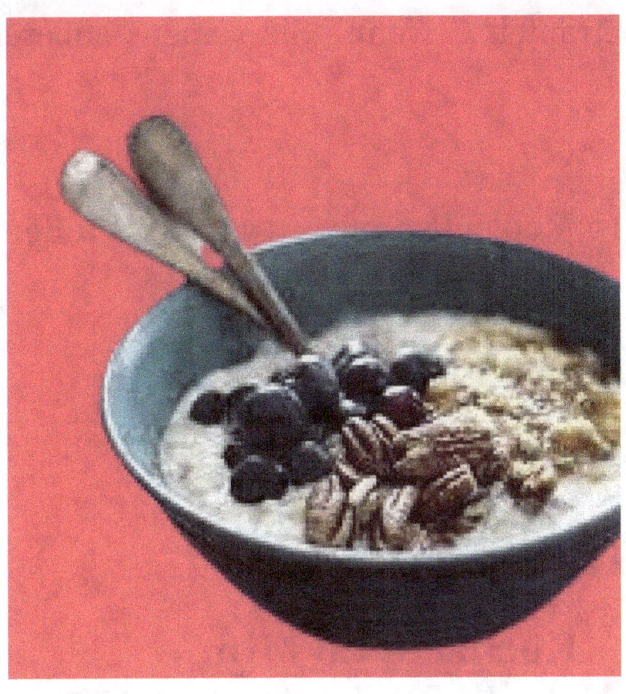

- ☐ 1/2 Tasse Haferflocken
- ☐ 1/2 Tasse ungesüßte Mandelmilch (oder jede andere pflanzliche Milch)
- ☐ 1/4 Tasse griechischer Naturjoghurt (optional für zusätzliche Cremigkeit und Protein)
- ☐ 1 Esslöffel Chiasamen
- ☐ 1/2 Teelöffel Vanilleextrakt
- ☐ 1/2 Tasse gemischte Beeren (wie Blaubeeren, Erdbeeren oder Himbeeren)
- ☐ 1 Esslöffel gehackte Nüsse (wie Mandeln oder Walnüsse)
- ☐ 1 Teelöffel Honig oder Ahornsirup (optional, für zusätzliche Süße)

Anweisungen

- In einem Einmachglas oder Behälter mit dicht schließendem Deckel Haferflocken, Mandelmilch, griechischen Joghurt (falls verwendet), Chiasamen und Vanilleextrakt vermischen. Rühren Sie alles sorgfältig um, um sicherzustellen, dass es vollständig vermischt ist.
- Streuen Sie die gemischten Beeren über die Hafermischung.
- Den Behälter fest verschließen und mindestens 4–6 Stunden oder über Nacht in den Kühlschrank stellen, damit die Haferflocken weich werden und die Flüssigkeit aufnehmen können.

- Vor dem Servieren die Haferflocken gut umrühren. Wenn die Konsistenz zu dick ist, können Sie sie mit etwas Mandelmilch verdünnen.
- Für noch mehr Knusprigkeit gehackte Nüsse darüber streuen und mit Honig oder Ahornsirup beträufeln, wenn Sie einen süßeren Geschmack bevorzugen.
- Genießen!

Nährwert pro Portion

Kalorien: 300/Protein: 14 g/Fett: 10 g/Kohlenhydrate: 40 g/Ballaststoffe: 8 g

Eiermuffins

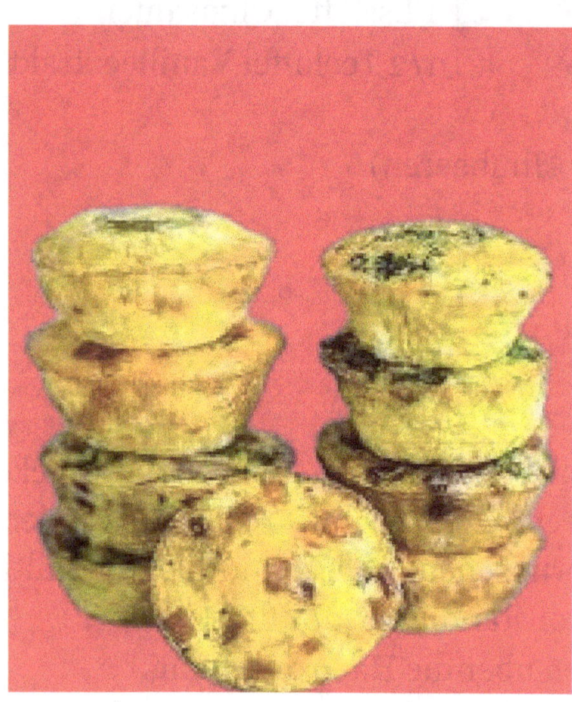

Kochzeit: 20 Min.
Vorbereitungszeit: 10 Min.
Portionen: 4

Zutaten

- ☐ 6 große Eier
- ☐ 1/2 Tasse gewürfeltes Gemüse (wie Paprika, Spinat, Zwiebeln oder Pilze)
- ☐ 1/4 Tasse geriebener Käse (wie Cheddar oder Feta)
- ☐ Salz und Pfeffer nach Geschmack
- ☐ Olivenöl oder Kochspray

Anweisungen:

- Heizen Sie Ihren Backofen auf 350 °F (175 °C) vor und fetten Sie eine Muffinform leicht mit Kochspray oder Olivenöl ein.

- Geben Sie Salz und Pfeffer zu den geschlagenen Eiern, bevor Sie sie in einer kleinen Schüssel verquirlen.
- Das gewürfelte Gemüse und den geriebenen Käse in die Schüssel geben und alles vermischen.
- Füllen Sie jede Form im Muffinblech gleichmäßig zu etwa 3/4 mit der Eimischung.
- Im vorgeheizten Ofen etwa 18–20 Minuten backen oder bis die Eiermuffins fest sind und oben leicht gebräunt sind.
- Nehmen Sie sie aus dem Ofen und lassen Sie sie einige Minuten abkühlen, bevor Sie sie aus der Muffinform nehmen.
- Servieren Sie die Eiermuffins warm oder stellen Sie sie für die spätere Verwendung in den Kühlschrank. In einem luftdichten Behälter können sie bis zu vier Tage im Kühlschrank aufbewahrt werden.
- Genießen!

Nährwerte (pro Portion):

Kalorien: 140 Protein: 11 g Fett: 9 g Kohlenhydrate: 2 g Ballaststoffe: 2 g

Frühstücks Burrito

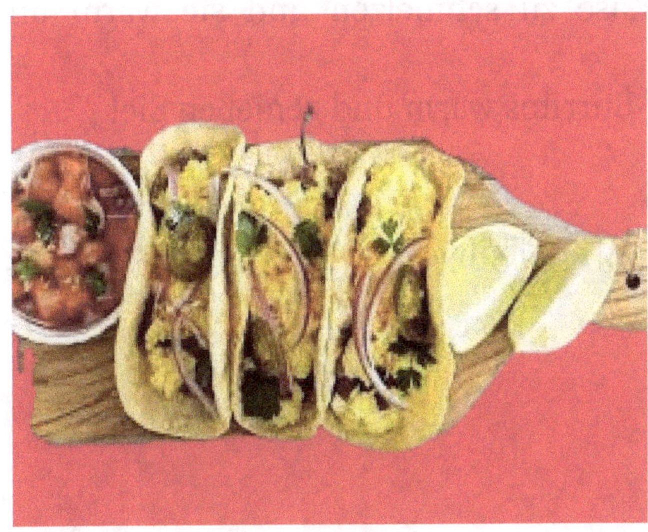

Portionen: 2

Vorbereitungszeit: 10 Minuten

Kochzeit: 10 Minuten

Zutaten:

- ☐ 4 kleine Vollkorn-Tortillas
- ☐ 4 große Eier
- ☐ 1/2 Tasse gewürfeltes Gemüse

(wie Paprika, Zwiebeln und Spinat)

☐ 1/4 Tasse geriebener Käse
  (wie Cheddar oder Monterey Jack)
☐ Salz und Pfeffer nach Geschmack
☐ Kochspray oder Olivenöl zum Kochen

Anweisungen

- In der kleinen Pfanne das Ei aufschlagen und mit Salz und Pfeffer würzen.
- Sprühen Sie Kochspray oder Olivenöl sparsam auf eine beschichtete Pfanne, bevor Sie sie bei mittlerer Hitze erhitzen.
- Das gewürfelte Gemüse in die Pfanne geben und ca. 3-4 Minuten anbraten, bis es weich ist.
- Gießen Sie die geschlagenen Eier in die andere Hälfte der Pfanne und schieben Sie dabei das Gemüse zur Seite.
- Die Eier verrühren, bis sie gar sind, und mit dem sautierten Gemüse vermischen.
- Die Tortillas in einer separaten Pfanne oder in der Mikrowelle einige Sekunden lang erwärmen, bis sie geschmeidig sind.
- Die Rührei-Gemüse-Mischung gleichmäßig auf die Tortillas verteilen.
- Den geriebenen Käse über die Eier streuen.
- Rollen Sie jede Tortilla fest auf und falten Sie dabei die Seiten ein.
- Optional: Sie können die fertigen Burritos einige Minuten in einer Pfanne erhitzen, um den Käse zu schmelzen und sie warm und knusprig zu machen.
- Servieren Sie die Frühstücks-Burritos warm und genießen Sie!

Nährwerte (pro Portion):

Kalorien: 350| Protein: 20g|Fett: 15g|Kohlenhydrate: 30g|Ballaststoffe: 5g

Frühstücks Sandwich

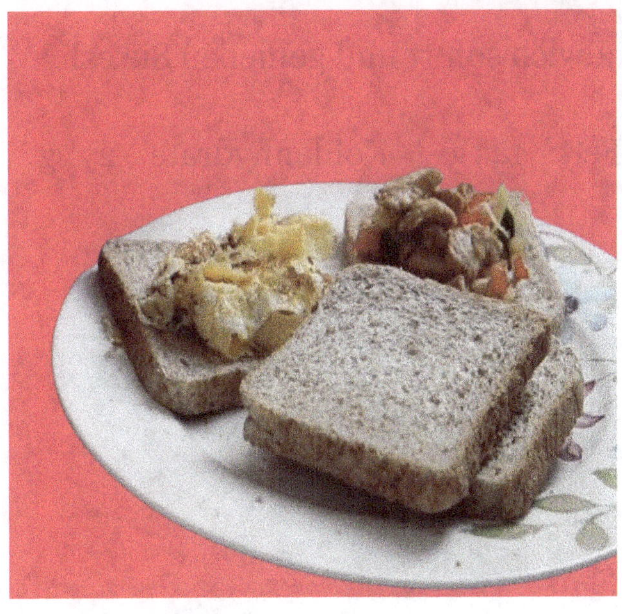

Kochzeit: 10 **Min.**
Vorbereitungszeit: 5 **Min.**
Portionen: 1
Zutaten:

- ☐ 1 englischer Vollkornmuffin
- ☐ 1 großes Ei
- ☐ 1 Scheibe Putenspeck oder Putenwurstpastetchen
- ☐ 1 Scheibe Tomate
- ☐ 1 Scheibe Avocado
- ☐ Eine Handvoll Spinatblätter
- ☐ Salz und Pfeffer nach Geschmack
- ☐ Kochspray oder Olivenöl zum Kochen

Anweisungen:

- Heizen Sie eine beschichtete Pfanne bei mittlerer Hitze vor und bestreichen Sie sie leicht mit Kochspray oder Olivenöl.
- Den Putenspeck oder die Putenwurstbratlinge nach Packungsanleitung zubereiten.
- In derselben Pfanne das Ei aufschlagen und mit Salz und Pfeffer würzen.
- Kochen Sie das Ei bis zum gewünschten Gargrad, entweder als Rührei oder als Ei mit der Sonnenseite nach oben bzw. als zu leichtes Ei.
- Während das Ei kocht, toasten Sie den englischen Vollkornmuffin.
- Nach dem Rösten die Avocado auf einer Hälfte des englischen Muffins verteilen.
- Auf die andere Hälfte des englischen Muffins das gekochte Ei, den Truthahnspeck oder die Wurstpastete, die Tomatenscheibe und die Spinatblätter schichten.
- Fügen Sie beide Hälften zu einem köstlichen Frühstückssandwich zusammen.

- Optional können Sie das fertige Sandwich einige Sekunden lang in der Pfanne erwärmen, um den Käse zu schmelzen und ihn warm und knusprig zu machen.
- Servieren Sie das Frühstückssandwich sofort und genießen Sie es!

Nährwert pro Portion:

Kalorien: 300 | Protein: 18 g | Fett: 14 g | Kohlenhydrate: 27 g | Ballaststoffe: 6 g

MITTAGESSEN

Salat mit gegrilltem Hähnchen oder Fisch

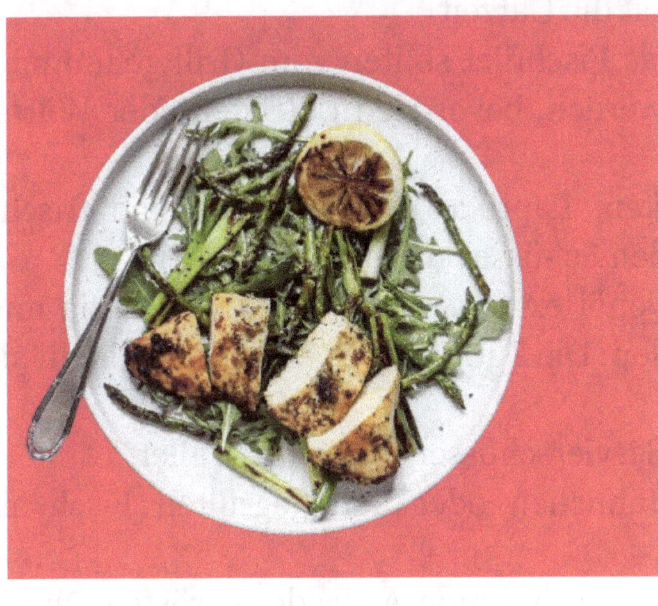

Portionen: 1
Vorbereitungszeit: 10 **Minuten**
Kochzeit: 15 Minuten
Zutaten:

- ☐ 1 kleines Hähnchenbrust- oder Fischfilet (wie Lachs oder Tilapia)
- ☐ Salz und Pfeffer nach Geschmack
- ☐ 2 Tassen gemischter Salat (wie Spinat, Salat oder Rucola)
- ☐ 1/2 Tasse Kirschtomaten, halbiert
- ☐ 1/4 Tasse geschnittene Gurke
- ☐ 1/4 Tasse geschnittene Paprika
- ☐ 1/4 Tasse geschnittene rote Zwiebeln
- ☐ 1 Esslöffel gehackte frische Kräuter (wie Basilikum, Koriander oder Petersilie)
- ☐ 1 Esslöffel natives Olivenöl extra
- ☐ 1 Esslöffel Balsamico-Essig oder Zitronensaft

Optionale Toppings: geschnittene Avocado, geröstete Nüsse oder Samen, zerbröckelter Feta-Käse

Anweisungen

- Bei mittlerer Hitze einen Grill oder eine Grillpfanne vorheizen.
- Hähnchenbrust oder Fischfilet von beiden Seiten salzen und pfeffern.
- Grillen Sie das Fischfilet oder die Hähnchenbrust auf jeder Seite 6 bis 8 Minuten lang oder bis es durchgegart und schön verkohlt ist. Die Dicke des Proteins beeinflusst die Garzeit.
- Die Hähnchenbrust oder das Fischfilet sollten vom Grill genommen und etwas ruhen gelassen werden, bevor sie in Streifen oder Würfel geschnitten werden.
- Salat, Kirschtomaten, Gurken, Paprika, rote Zwiebeln und frische Kräuter sollten in einer großen Schüssel kombiniert werden.
- Über den Salat sollten Olivenöl extra vergine, Balsamico-Essig und Zitronensaft geträufelt werden. Die Zutaten gut vermischen, damit sie vollständig bedeckt sind.
- Legen Sie den Salat in eine Servierschüssel oder einen Teller.
- Geben Sie das gegrillte Hähnchen oder den gegrillten Fisch als Beilage zum Salat.
- Sie können auch Extras wie geschnittene Avocado, geröstete Nüsse oder Samen oder zerbröckelten Feta-Käse hinzufügen.
- Genießen Sie den Salat direkt nach dem Servieren.

Nährwert pro Portion

Kalorien: 350 Protein: 25 g Fett: 15–20 g Kohlenhydrate: 20 g Ballaststoffe: 7 g

Suppe

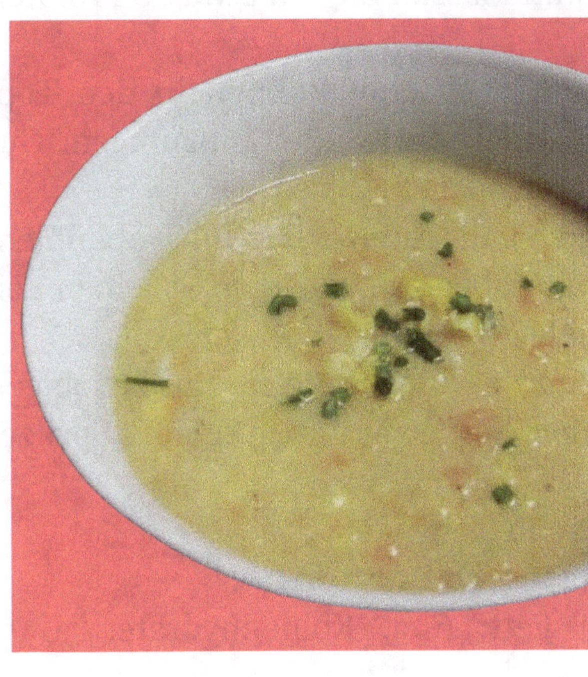

Kochzeit: 30   Min.
Vorbereitungszeit: 10 Min.
Portionen:4
Zutaten:
- 1 Esslöffel Olivenöl
- 1 Zwiebel, gehackt
- 2 Knoblauchzehen, gehackt
- 2 Karotten, gewürfelt
- 2 Selleriestangen, gewürfelt
- 1 Zucchini, gewürfelt
- 1 Tasse gehacktes Gemüse der Saison
(wie Brokkoli, Blumenkohl oder Paprika)
- 4 Tassen Gemüsebrühe
- 1 Tasse gekochte Bohnen
(wie Kichererbsen oder schwarze Bohnen)
- 1 Tasse gewürfelte Tomaten aus der Dose
- 1 Teelöffel getrocknete Kräuter
(wie Thymian, Oregano oder Basilikum)
- Salz und Pfeffer nach Geschmack
- **Optionale Toppings:** gehackte frische Kräuter,
ein Spritzer Zitronensaft,
oder ein Spritzer Olivenöl

Anweisungen:

1. Das Olivenöl in einem großen Topf bei mittlerer Hitze erhitzen. Sobald es aromatisch und transparent ist, fügen Sie den gehackten Knoblauch und die gewürfelte Zwiebel hinzu.

2. Geben Sie die gehackten Karotten, den Sellerie, die Zucchini und das saisonale Gemüse in den Topf. Einige Minuten lang umrühren und erhitzen, bis es leicht weich ist.

3. Fügen Sie die Gemüsebrühe hinzu und bringen Sie die Mischung zum Kochen. Sobald das Gemüse gar ist, reduzieren Sie die Hitze auf eine niedrige Stufe, decken Sie den Topf ab und lassen Sie ihn etwa 20 Minuten lang köcheln.

4. Gehackte Tomaten aus der Dose und gekochte Bohnen in den Topf geben. Als Gewürze Salz, Pfeffer und trockene Kräuter hinzufügen. Gut umrühren und dann weitere zehn Minuten köcheln lassen.

5. Schalten Sie den Herd aus und lassen Sie die Suppe allmählich abkühlen. Wenn die Suppe eine dickere Konsistenz haben soll, pürieren Sie einen Teil davon mit einem Stabmixer oder einem herkömmlichen Mixer.

6. Gießen Sie die Suppe in Schüsseln und garnieren Sie sie mit beliebigen Toppings, zum Beispiel frisch gehackten Kräutern, einem Spritzer Zitronensaft oder einem Schuss Olivenöl.

7. Die Suppe heiß servieren und einen Schluck trinken.

Nährwertangaben (ungefähre Werte pro Portion):
- Kalorien: 150–200, Protein: 7 g, Fett: 6 g, Kohlenhydrate: 30 g, Ballaststoffe: 8 g

Karotten-, Orangen- und Avocadosalat

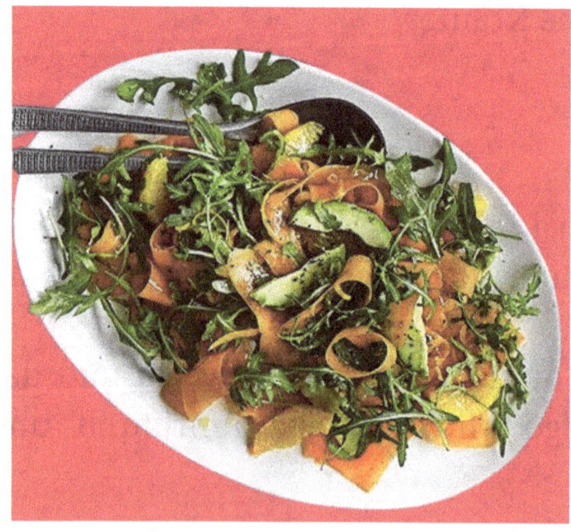

Vorbereitungszeit + Kochzeit: 5 Minuten für 2 Personen

Zutaten

☐ 1 Orange + Schale und Saft von 1

☐ 2 Karotten, längs halbiert und mit einem Sparschäler in Scheiben schneiden

☐ 35 g oder 1 ½ Tassen Rucola/Rucola

□ 1 Avocado, entsteint, geschält und in Scheiben geschnitten
□ 1 EL Olivenöl

Anweisungen

- In Scheiben geschnittene Orangenstücke werden zu einem Gericht aus Avocado, Karotten, Rucola und Rucola hinzugefügt. Orangensaft, Schale und Öl werden in einer Schüssel vermischt. Würzen Sie den Salat beim Wenden.

Ernährung
Kalorien 177 Protein 5 g Kohlenhydrate 13 g Fett 13 g

Panzanella Salat

Vorbereitungszeit + Kochzeit: 10 Minuten
für 2 Personen
Zutaten

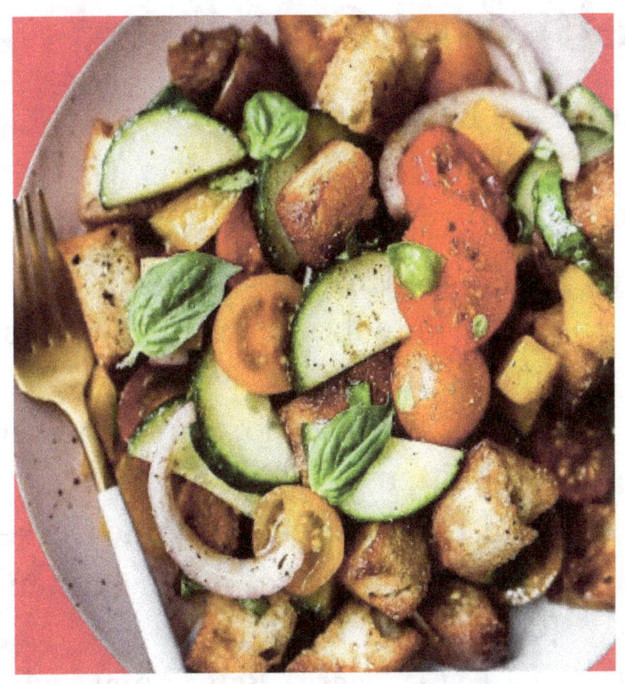

□ 2 Tassen (300 g) Kirschtomaten, gehackt

□ 1 Knoblauchzehe, zerdrückt

□ 1 EL Kapern, abgetropft und abgespült

□ 1 Avocado, entsteint, geschält und gehackt

□ 1 kleine rote Zwiebel, sehr dünn geschnitten

□ 2 Scheiben Schwarzbrot

□ 2 EL Olivenöl

□ 1 EL Rotweinessig

□ kleine Handvoll Basilikumblätter

Anweisungen

- Die Tomaten sollten in Stücke geschnitten und in eine Schüssel gegeben werden. Nach gründlichem Würzen werden Knoblauch, Kapern, Avocado und Zwiebeln hinzugefügt. Gut vermischen, dann zehn Minuten pausieren.
- In der Zwischenzeit das Brot in Stücke reißen und in eine Schüssel geben. Die Hälfte des Essigs und die Hälfte des Olivenöls darübergießen. Streuen Sie vor dem Servieren Tomaten und Basilikumblätter darüber und fügen Sie dann das letzte Öl und den Essig hinzu. Vor dem Servieren umrühren.

Nährwert pro Portion

Kalorien 452 Protein 6g Kohlenhydrate 37g Fett 25g

Sandwich auf Vollkornbrot mit magerem Eiweiß und Gemüse

Portionen: 1 Zubereitungszeit: 10 Minuten

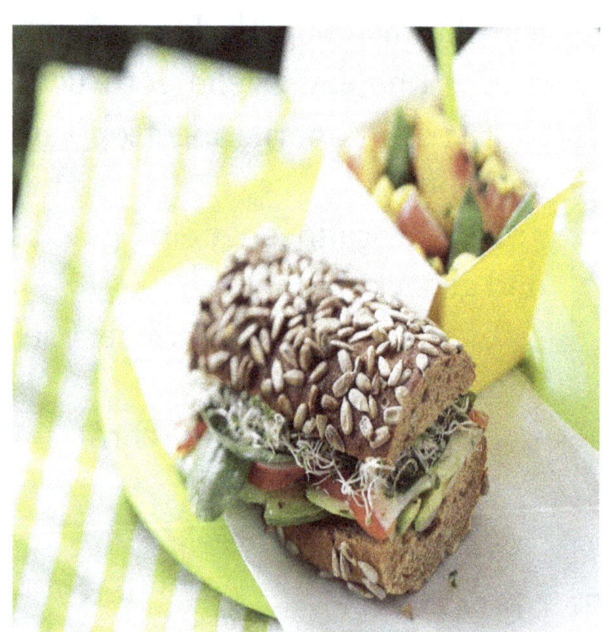

Zutaten:

- ☐ 2 Scheiben Vollkornbrot
- ☐ 3–4 Unzen mageres Protein (z. B. Putenbrust, Hähnchenbrust oder Tofu)
- ☐ 1/4 Avocado, in Scheiben geschnitten
- ☐ 1/4 Tasse geschnittene Gurke
- ☐ 1/4 Tasse geschnittene Paprika
- ☐ 1/4 Tasse Babyspinat oder Salatblätter

☐ Senf oder fettarme Mayonnaise (optional)

☐ Salz und Pfeffer nach Geschmack

Anweisung

- Die beiden Scheiben Vollkornbrot sollten auf einer sauberen Fläche ausgebreitet werden.
- Nach Belieben eine oder beide Brotscheiben mit fettarmer Mayonnaise oder Senf bestreichen.
- Auf ein Stück Brot das magere Protein (Putenbrust, Hähnchenbrust oder Tofu) schichten.
- Als Beilage können geschnittene Avocados, Gurken, Paprika sowie Spinat- oder Salatblätter hinzugefügt werden
- Fügen Sie der Mahlzeit nach Belieben Salz und Pfeffer hinzu
- Um ein Sandwich zuzubereiten, legen Sie das zweite Stück Brot darauf.
- Wenn Sie möchten, schneiden Sie das Sandwich in zwei Hälften oder Viertel.
- Sie können es entweder jetzt servieren oder für später aufbewahren.

Nährwert pro Portion

Kalorien: 350 g Protein: 30 g Fett: 15 g Kohlenhydrate: 35 g Ballaststoffe: 8 g

Thunfischsalat-Sandwich

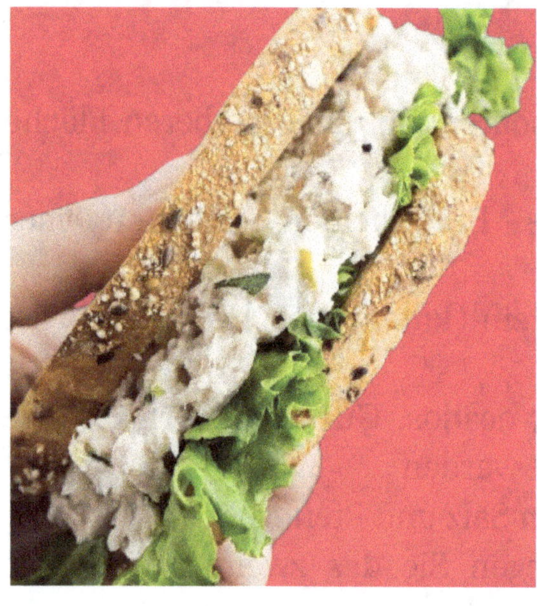

Portionen: 1
Vorbereitungszeit: 10 Minuten
Zutaten:

☐ 1 Dose Thunfisch in Wasser (5 Unzen)

☐ 2 Esslöffel fettarmer griechischer Joghurt

☐ 1 Esslöffel helle Mayonnaise

☐ 1 Esslöffel Zitronensaft

☐ 1/4 Tasse gewürfelter Sellerie

☐ 1/4 Tasse gewürfelte rote Zwiebel

☐ 1/4 Tasse gewürfelte Gurken (optional)

☐ Salz und Pfeffer nach Geschmack

☐ 2 Scheiben Vollkornbrot

☐ Salatblätter

☐ geschnittene Tomaten

Anweisungen

- Thunfisch in einer Dose sollte vom Wasser befreit und in eine Rührschüssel gegeben werden.
- Dem Gericht sollten Sellerie, rote Zwiebeln, Gurken (falls verwendet), leichte Mayonnaise, Zitronensaft und fettarmer griechischer Joghurt hinzugefügt werden.
- Alle Komponenten sollten gut vermischt sein.
- Fügen Sie der Mahlzeit nach Belieben Salz und Pfeffer hinzu
- Wenn Sie möchten, rösten Sie die beiden Scheiben Vollkornbrot.
- Ein Stück Brot sollte gut mit der Thunfischsalatmischung bestrichen werden.
- Darüber sollten Tomaten- und Salatscheiben gelegt werden.
- Um ein Sandwich zuzubereiten, legen Sie das zweite Stück Brot darauf.

- Wenn Sie möchten, schneiden Sie das Sandwich in zwei Hälften oder Viertel.
- Sie können es entweder jetzt servieren oder für später aufbewahren.

Nährwert pro Portion

Kalorien: 350 Protein: 30 g Fett: 8 g Kohlenhydrate: 30 g Ballaststoffe: 6 g

Hühnersalat-Sandwich

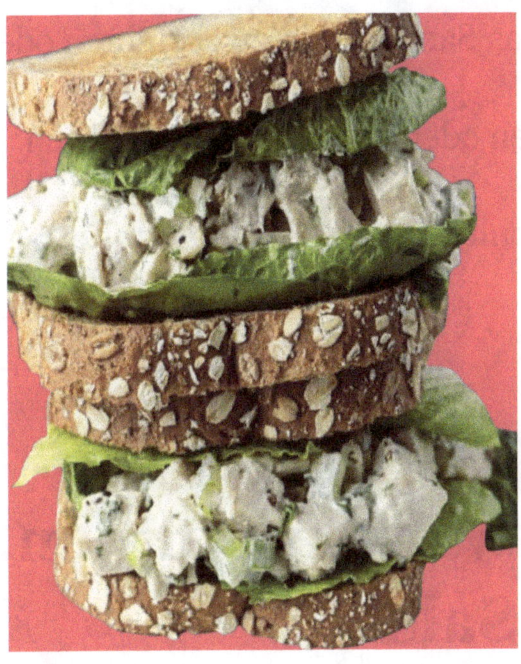

Portionen: 1
Vorbereitungszeit: 15 Minuten
Kochzeit: 15 Minuten
Zutaten:

☐ 4 Unzen gekochte Hähnchenbrust, gewürfelt

☐ 2 Esslöffel fettarmer griechischer Joghurt

☐ 1 Esslöffel helle Mayonnaise

☐ 1 Teelöffel Dijon-Senf

☐ 1/4 Tasse gewürfelter Sellerie

☐ 1/4 Tasse gewürfelte rote Zwiebel

☐ 1/4 Tasse gewürfelter Apfel (optional)

☐ Salz und Pfeffer nach Geschmack

☐ 2 Scheiben Vollkornbrot

☐ Salatblätter

☐ geschnittene Tomaten zum Garnieren

Anweisungen:

- Garen Sie die Hähnchenbrust vollständig durch Grillen, Braten oder Kochen. Nach dem Abkühlen hacken oder würfeln.

- Zerkleinertes oder gewürfeltes Hühnchen, fettarmer griechischer Joghurt, leichte Mayonnaise, Dijon-Senf, Sellerie, rote Zwiebeln und gehackter Apfel (falls verwendet) sollten alle in einer Rührschüssel vermischt werden.
- Alle Komponenten sollten gut vermischt sein.
- Fügen Sie der Mahlzeit nach Belieben Salz und Pfeffer hinzu
- Wenn Sie möchten, rösten Sie die beiden Scheiben Vollkornbrot.
- Ein Stück Brot sollte richtig mit der Hühnersalatmischung bestrichen werden.
- Darüber sollten Tomaten- und Salatscheiben gelegt werden.
- Um ein Sandwich zuzubereiten, legen Sie das zweite Stück Brot darauf.
- Wenn Sie möchten, schneiden Sie das Sandwich in zwei Hälften oder Viertel.
- Sie können es entweder jetzt servieren oder für später aufbewahren.

Nährwert pro Portion

Kalorien: 400 Protein: 30 g Fett: 8 g Kohlenhydrate: 35 g Ballaststoffe: 6 g

Quinoa-Bowl mit schwarzen Bohnen, Mais und Salsa

Kochzeit: 20 Min.

Vorbereitungszeit: 10 Min.

Portionen: 2

Zutaten:

- ☐ 1 Tasse gekochte Quinoa
- ☐ 1 Dose (15 Unzen) schwarze Bohnen,
- ☐ abgespült und abgetropft
- ☐ 1 Tasse Maiskörner (frisch oder gefroren)

☐ 1/2 Tasse Salsa
(Wählen Sie eine natriumarme Option)

☐ 1/4 Tasse gehackter frischer Koriander

☐ Saft von 1 Limette

☐ Salz und Pfeffer nach Geschmack

Optionale Toppings: Avocadoscheiben, gewürfelte Tomaten, geschnittene Frühlingszwiebeln

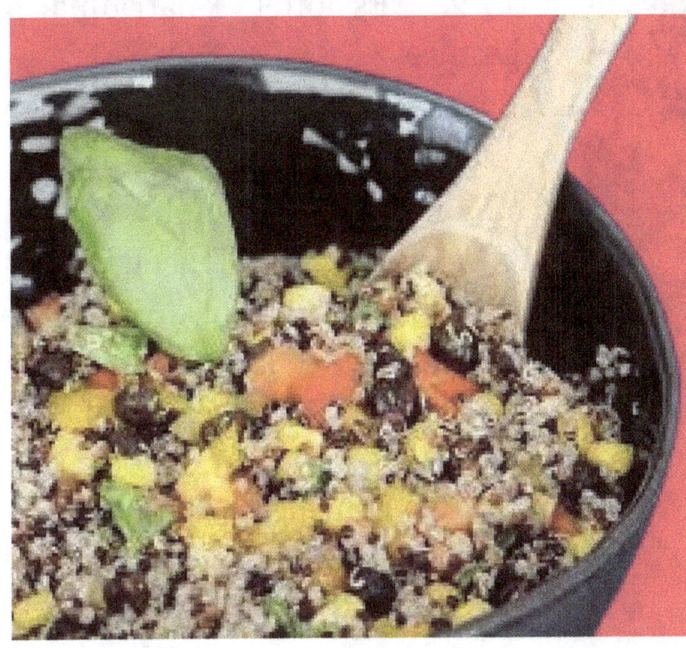

Anweisungen

- Quinoa sollte gemäß den Anweisungen auf der Packung zubereitet und dann beiseite gestellt werden.

- Eine kleine Menge Olivenöl sollte bei mittlerer Hitze in einer großen Pfanne erhitzt werden.

- Nach 3–4 Minuten Garzeit in der Pfanne sollten die Maiskörner leicht gebräunt und weich sein. Befreien Sie sich von der Hitze.

- Gekochtes Quinoa, schwarze Bohnen, Mais, Salsa, Koriander, Limettensaft, Salz und Pfeffer in einer Rührschüssel vermischen. Gut vermischen.

- Bei Bedarf abschmecken und nachwürzen.

- Teilen Sie die Quinoa-Mischung zum Servieren auf zwei Schüsseln auf.

- Fügen Sie jeder Schüssel zusätzliche Toppings hinzu, z. B. gehackte Tomaten, Avocadoscheiben und Frühlingszwiebelscheiben.

- Sofort servieren und erfreuen.

Nährwert pro Portion

Kalorien: 400 Protein: 15 g Fett: 3 g Kohlenhydrate: 70 g Ballaststoffe: 10 g

Tofu-Pfanne

Kochzeit: 15 Minuten.   Vorbereitungszeit: 15 Minuten.
Portionen: 2
Zutaten

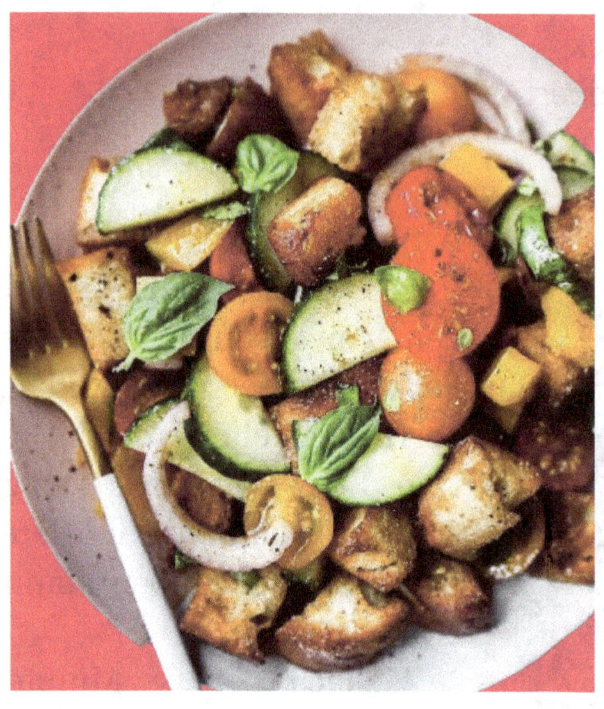

- ☐ 8 Unzen fester Tofu,
- ☐ abgetropft und gewürfelt
- ☐ 2 Esslöffel natriumarme Sojasauce
- ☐ 1 Esslöffel Sesamöl
- ☐ 1 Esslöffel Maisstärke
- ☐ 1 Esslöffel Olivenöl
- ☐ 1 Knoblauchzehe, gehackt
- ☐ 1 kleine Zwiebel, in Scheiben geschnitten
- ☐ 1 Paprika, in Scheiben geschnitten
- ☐ 1 Tasse Brokkoliröschen
- ☐ 1 Tasse geschnittene Pilze
- ☐ 1 Tasse Zuckererbsen
- ☐ Salz und Pfeffer nach Geschmack

Optionale Toppings: Sesamsamen, gehackte Frühlingszwiebeln

Anweisungen:

- Maisstärke, Sojasauce und Sesamöl sollten alle in einer Schüssel kombiniert werden. Die Tofuwürfel vorsichtig in der Mischung wenden, damit sie bedeckt sind. Zum Marinieren sollten 10 Minuten eingeplant werden.
- Erhitzen Sie das Olivenöl in einer großen Pfanne oder einem Wok bei mittlerer bis hoher Hitze.
- Geschnittene Zwiebeln und gehackter Knoblauch werden in die Pfanne gegeben und zwei bis drei Minuten lang gegart, oder bis es aromatisch ist und gerade anfängt, weich zu werden.

- Wenn der Tofu außen braun und knusprig ist, den marinierten Tofu dazugeben und 5–6 Minuten köcheln lassen, dabei ein- oder zweimal wenden.
- In die Pfanne Paprika, Brokkoliröschen, dünn geschnittene Pilze und Zuckererbsen geben. Braten Sie das Gemüse weitere 4–5 Minuten lang an, bis es knusprig und zart ist.
- Fügen Sie der Mahlzeit nach Belieben Salz und Pfeffer hinzu
- Nach Belieben vom Herd nehmen und mit gehackten Frühlingszwiebeln und Sesamkörnern bestreuen.
- Servieren Sie den gebratenen Tofu heiß über Quinoa oder gedünstetem Reis.

Nährwert pro Portion

Kalorien: 390 Protein: 15 g Fett: 12 g Kohlenhydrate: 20 g Ballaststoffe: 5 g

Veggie Wrap

Portionen: 2.   Vorbereitungszeit: 15 Minuten

Zutaten

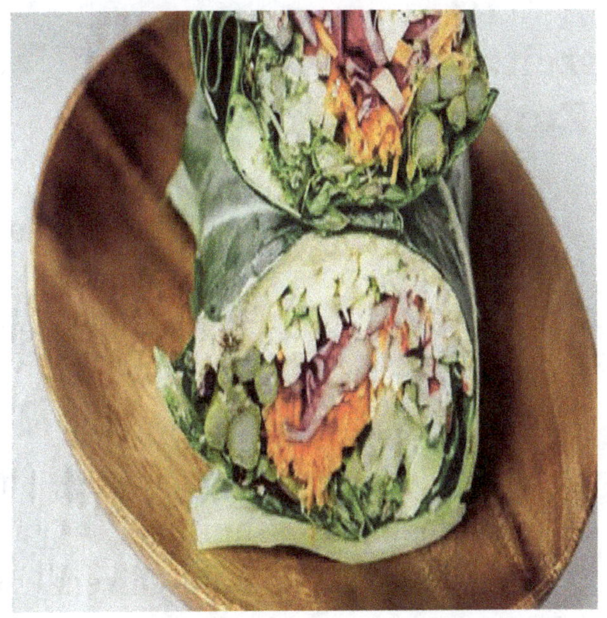

- ☐ 2 große Vollkorn-Tortilla-Wraps
- ☐ 1/2 Tasse Hummus
- ☐ 1 Tasse gemischter Salat
- ☐ 1/2 Tasse geschnittene Gurke
- ☐ 1/2 Tasse geschnittene Paprika
- ☐ 1/2 Tasse geraspelte Karotten
- ☐ 1/4 Tasse geschnittene rote Zwiebel
- ☐ 1/4 Tasse geschnittene Avocado

☐ Salz und Pfeffer nach Geschmack

Anweisungen:

- Die Tortillablätter auf einer sauberen Fläche ausbreiten.
- Jeder Wrap sollte großzügig mit Hummus bestrichen werden.
- Die beiden Wraps sollten mit gleichen Mengen gemischtem Salat, Gurkenscheiben, Paprikascheiben, geriebenen Karotten, roten Zwiebeln und Avocadoscheiben gefüllt sein.
- Nach Geschmack mit Salz und Pfeffer würzen.
- Um eine sichere Verpackung zu erhalten, falten Sie die Kanten der Verpackungen ein, bevor Sie sie an einem Ende fest aufrollen.
- Schneiden Sie die Wraps bei Bedarf diagonal in zwei Hälften, um die Handhabung zu vereinfachen.
- Um die Gemüse-Wraps für Mahlzeiten unterwegs zu verpacken, wickeln Sie sie vor dem Servieren in Folie oder Pergamentpapier ein.

Nährwert pro Portion

Kalorien: 300 Protein: 8 g Fett: 10 g Kohlenhydrate: 35 g Ballaststoffe: 8 g

Salat mit Kichererbsen

Portionen: 2.   Zubereitungszeit: 15 Minuten

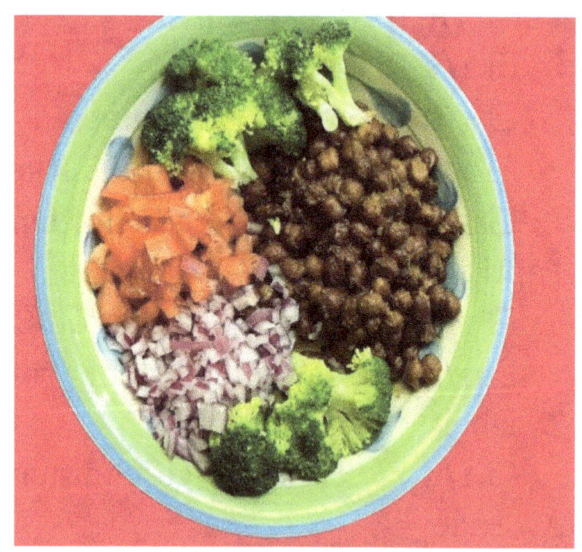

Zutaten

☐ 4 Tassen gemischter Salat

☐ 1 Tasse gekochte Kichererbsen (aus der Dose oder selbstgemacht)

☐ 1/2 Tasse Kirschtomaten, halbiert

☐ 1/2 Tasse Gurke, gewürfelt

☐ 1/4 Tasse rote Zwiebel, in dünne Scheiben geschnitten

☐ 1/4 Tasse Kalamata-Oliven,

☐ entkernt und halbiert

☐ 2 Esslöffel gehackte frische Petersilie

☐ 2 Esslöffel natives Olivenöl extra

☐ 1 Esslöffel Zitronensaft

☐ 1/2 Teelöffel getrockneter Oregano

☐ Salz und Pfeffer nach Geschmack

Anweisungen:

- Salatblätter, gekochte Kichererbsen, Kirschtomaten, Gurken, rote Zwiebeln, Kalamata-Oliven und gehackte Petersilie sollten alle in einer großen Salatschüssel kombiniert werden.
- Olivenöl, Zitronensaft, getrockneten Oregano, Salz und Pfeffer vermischen und in einer kleinen Schüssel das Dressing zubereiten.
- Nachdem das Dressing darüber geträufelt wurde, sollte der Salat gut angerichtet sein.
- Bei Bedarf abschmecken und würzen.
- Den Salat auf zwei Teller oder Schüsseln verteilen.
- Genießen Sie das sofortige Servieren.

Nährwert pro Portion

Kalorien: 350 Protein: 10 g Fett: 14 g Kohlenhydrate: 35 g Ballaststoffe: 10 g

Mangold-Quiche

Portionen: 6.   Vorbereitungszeit: 25 Minuten

Kochzeit: 25 Minuten

Zutaten

EIWEISS

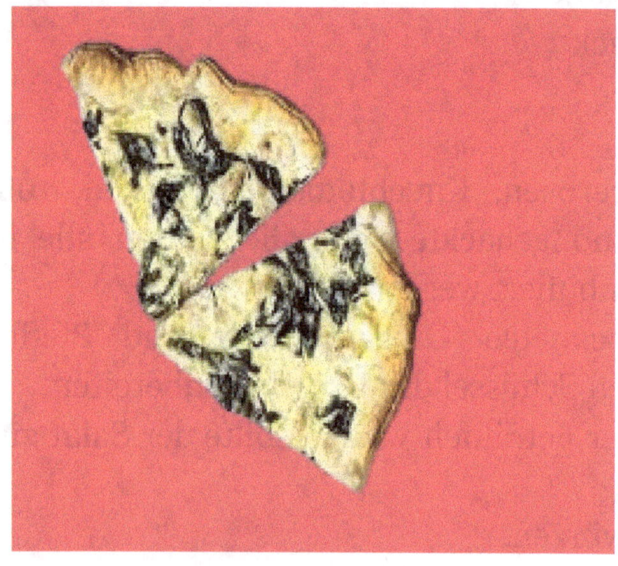

☐ 12 Unzen Speck
(oder Schweinebauch, gewürfelt)

☐ 10 Eier

SPEISEKAMMER

☐ 2 EL Olivenöl

☐ 1/3 Tasse Kokosmilch aus der Dose

☐ 3/4 TL Salz

☐ 1/4 TL schwarzer Pfeffer

GEMÜSE

☐ 3 Tassen Mangold
(Stiele entfernt, grob gehackt)

☐ 1 Zucchini (gewürfelt)

☐ 1 Zwiebel (gewürfelt)

ANWEISUNGEN

- Fetten Sie eine 25 cm große Kuchenform mit Olivenöl ein und heizen Sie Ihren Backofen auf 350 °F (180 °C) vor.
- Speck und Zwiebeln sollten in einer großen Pfanne bei mittlerer Hitze 7 bis 10 Minuten in etwas Olivenöl angebraten werden, bevor sie auf den Kuchenteller gegeben werden. So viel Fett wie möglich in der Pfanne bleibt, hilft dem Gemüse beim Garen.
- Während die Pfanne noch heiß ist, die Zucchini und den Mangold dazugeben und anbraten, bis sie weich sind. Gehen Sie beim Umfüllen vorsichtig vor und achten Sie darauf, dass überschüssiges Wasser in der Pfanne bleibt.
- Eier, Kokosmilch, Salz und Pfeffer in einer großen Schüssel vermischen. Den Speck und das Gemüse in die Form geben.

- Das Ei braucht 30 Minuten im Ofen, um vollständig fest zu werden.
- Bevor Sie es mit Sauce Hollandaise, Nährhefe, scharfer Sauce oder zuckerfreiem Ketchup servieren, lassen Sie es 15 Minuten abkühlen.
- Reste sollten in einem gut verschlossenen Behälter bis zu vier Tage im Kühlschrank aufbewahrt werden.

NUTRITION-PORTIONSGRÖSSE: 1

KALORIEN: 478   FETT: 35 g   CHOLESTERIN: 366 mg
KOHLENHYDRATE: 8 g FASER: 2 g ZUCKER: 3 g PROTEIN: 32 g

Asiatischer Hühnersalat

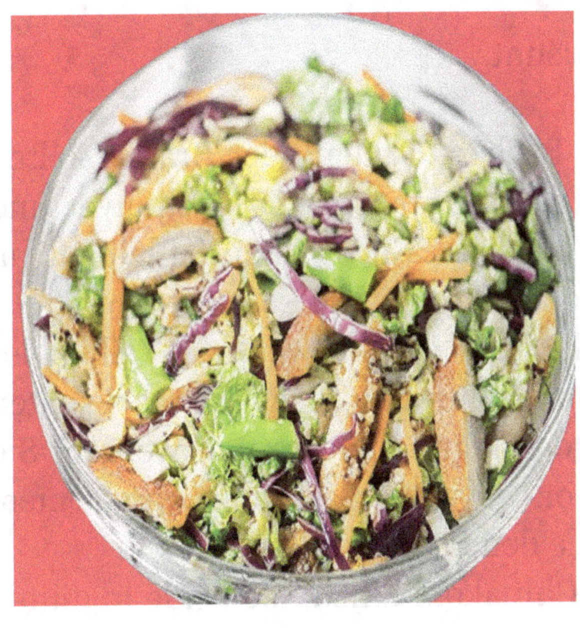

Portionen: 6
Vorbereitungszeit: 1 Stunde
Kochzeit: 1 Stunde
Zutaten

EIWEISS

☐ 2 Pfund Hähnchenschenkel (ohne Knochen)

SPEISEKAMMER

☐ 1 TL Knoblauchpulver
☐ 1 TL Zwiebelpulver
☐ 2 tsp Paprika
☐ 1 TL Salz
☐ 3 EL Kokosöl

☐ 1 ganzer Sternanis
☐ 1/2 Tasse Apfelessig
☐ 3/4 Tasse Olivenöl
☐ 1 EL Sesamöl
☐ 2 EL Kokos-Aminosäuren
☐ 1/2 Tasse Mandeln (gehackt)
☐ 1,5 Tasse gekochte Quinoa

GEMÜSE

- ☐ 1 Chinakohl
  (entkernt, in dünne Scheiben geschnitten)
- ☐ 2 Karotten (julieniert)
- ☐ 1/8 Rotkohl
  (entkernt, in dünne Scheiben geschnitten)
- ☐ 2 Tassen Zuckerschoten
  (grob gehackt)
- ☐ 1 TL Ingwer
  (fein gehackt – für das Gemüse)
- ☐ 1 TL Ingwer
  (gerieben – für das Dressing)
- ☐ 1 TL Knoblauch (gehackt)
- ☐ 2 Frühlingszwiebeln
  (gehackt, Grünes und Weißes getrennt

ANWEISUNGEN

- Hähnchenzubereitung: Vor dem Backen, Grillen oder Braten sollten dem Hähnchen Salz, Paprika, Knoblauchpulver, Zwiebelpulver und andere Gewürze hinzugefügt werden. Nach dem Abkühlen in mundgerechte Stücke schneiden oder zerkleinern.

- Sternanis, gehackter Knoblauch, der weiße Teil der Frühlingszwiebeln, fein geschnittener Ingwer und viel Kokosöl sollten zusammen mit dem Gemüse in der Pfanne angebraten werden. Sie können ihren Duft innerhalb von etwa 30 Sekunden verströmen. Wenn Sie fertig sind, entsorgen Sie den Sternanis.

- Fügen Sie die Karotten und den Chinakohl hinzu, die beide in dünne Scheiben geschnitten wurden, und mischen Sie das Gemüse vorsichtig, bis es weich wird. Es wird empfohlen, das Gemüse nicht länger als ein paar Minuten anzubraten, denn je kürzer die Garzeit, desto knuspriger wird es. Zum Schluss in eine große Rührschüssel geben.

- Bereiten Sie das Dressing vor: In einer kleinen Schüssel geriebenen Ingwer, Kokosnuss-Aminosäuren, Olivenöl, Sesamöl und Apfelessig vermischen.

- Alles zusammenfügen: Den dünn geschnittenen Rotkohl, die Zuckerschoten, die Mandelblättchen, die gekochte Quinoa und das Hühnchen in die große Schüssel mit dem sautierten Gemüse geben. Das Dressing darüber geben und schnell umrühren.

- Bewahren Sie das Dressing separat auf, wenn Sie diese Mahlzeit über mehrere Tage servieren möchten, und verwenden Sie es kurz vor dem Servieren. Dadurch wird verhindert, dass der Krautsalat matschig wird.

NUTRITION-PORTIONSGRÖSSE: 1

Kalorien: 814, Fett: 64 g, Cholesterin: 194 g, Kohlenhydrate: 21 g, Ballaststoffe: 5 g, Zucker: 5 g, Eiweiß: 42 g

Süßkartoffel-Nudelsalat

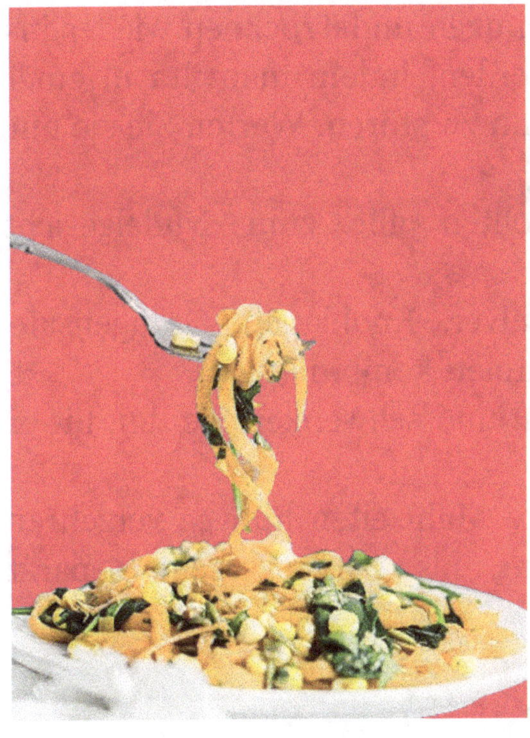

Portionen: 4
Vorbereitungszeit: 15 Minuten
Kochzeit: 20 Minuten
Zutaten
SPEISEKAMMER
- [ ] 1/2 Tasse Olivenöl
- [ ] 1/2 Tasse Pepitas
- [ ] 1/2 TL Chilipulver
- [ ] 1/2 TL Salz

GEMÜSE
- [ ] 16 oz Süßkartoffel/Yamswurzel
- [ ] 2 Maiskolben (Körner vom Kolben abschneiden)
- [ ] 1 Tasse frischer Koriander/Koriander (gehackt)

- [ ] 4 Tassen Babyspinat

☐ 1 TL Knoblauch (gehackt)

OBST

☐ 1 Orange (entsaftet)

☐ 2 EL Zitronensaft

ANWEISUNGEN

- Eine Pfanne sollte auf mittlere Temperatur erhitzt werden. Die Süßkartoffelnudeln sollten in reichlich Olivenöl angebraten und nach einigen Minuten gewendet werden, bis sie nicht mehr steif sind. Sie möchten nicht, dass sie matschig werden, also achten Sie auch darauf, sie nicht zu lange zu kochen. Sie sollten in etwa 5 Minuten fertig sein. Nehmen Sie die Nudeln heraus und geben Sie sie in eine große Schüssel.

- Drehen Sie die kleinen Spinatblätter kräftig in der Pfanne, damit sie zusammenfallen. Sie müssen lediglich die Kochmenge etwas reduzieren, denn weniger ist besser. Den Spinat in die Schüssel mit den Nudeln geben.

- Stellen Sie die Pfanne nach dem Reinigen und Trocknen wieder ins Feuer. Zuckermais kann geröstet werden, indem man ihn in einer heißen Pfanne bräunen lässt, ohne ihn zu stören. Werfen Sie sie nur alle paar Minuten, bis Sie fertig sind.

- Mais, Koriander und Pepitas sollten alle zum Nudelgericht hinzugefügt werden.

- Für das Dressing Olivenöl, Chilipulver, Knoblauch, Orangensaft, Zitronensaft und Salz verrühren. Komplett kombinieren.

- Geben Sie das Dressing auf den Salat und schwenken Sie ihn, bis er gleichmäßig bedeckt ist.

- Wenn Sie diesen Salat über mehrere Mahlzeiten hinweg verzehren möchten, sollten Sie das Dressing bis zum Verzehr separat aufbewahren.

ERNÄHRUNG: PORTIONSGRÖSSE: 1

Kalorien: 543, Fett: 35 g, Kohlenhydrate: 52 g, Ballaststoffe: 9 g

ABENDESSEN

Pulled Pork

Kochzeit: 20 Min.   Vorbereitungszeit: 10 Min.

Portionen: 8

Zutaten

SPEISEKAMMER

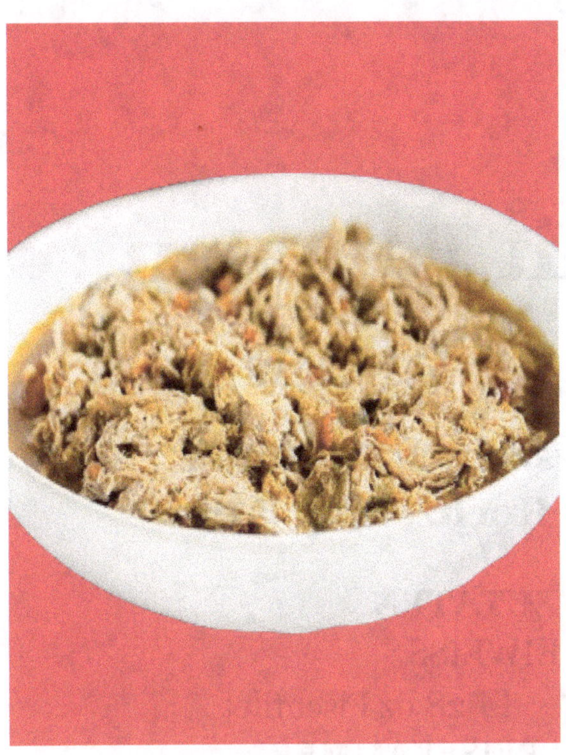

- ☐ 3 Pfund Schweinefleisch
- ☐ 14 Unzen gewürfelte Tomaten aus der Dose
- ☐ 1/2 Tasse Tomatenmark
- ☐ 3 EL Apfelessig
- ☐ 1 EL gemahlener Kreuzkümmel
- ☐ 2 TL gemahlener Ceylon-Zimt
- ☐ 1 EL Paprika
- ☐ 1 TL Fenchelsamen
- ☐ 1 TL Salz
- ☐ 1 TL schwarzer Pfeffer

GEMÜSE

- ☐ 8 Unzen Kartoffeln (in 1/2-Zoll-Stücke geschnitten)
- ☐ 2 Zwiebeln (gewürfelt)
- ☐ 2 EL Knoblauch (gehackt)

ANWEISUNGEN

- Geben Sie die Kartoffeln, Zwiebeln und den Schweinebraten in den Crockpot.
- Gießen Sie die anderen Zutaten, die in einem Krug oder einer Schüssel vermischt wurden, über und um den Schweinekolben herum.
- Kochen Sie das Rindfleisch 8 bis 10 Stunden lang auf niedriger Stufe oder zerkleinern Sie es mit einer Gabel, bis es zart und weich ist. Beim

Tiefkühlgaren sollte die Garzeit um einige Stunden verlängert werden.

- Sobald Sie fertig sind, zerkleinern Sie das Pulled Pork und vermischen es mit der Sauce und den Gewürzen.

NUTRITION-PORTIONSGRÖSSE: 1

Kalorien: 529, Fett: 33 g, Kohlenhydrate: 16 g, Ballaststoffe: 4 g, Zucker: 5 g, Eiweiß: 42 g

Cremiger, mit Tomaten gebackener Fisch

Portionen:4.   **Vorbereitungszeit: 25 Minuten**
Kochzeit: 20 Min

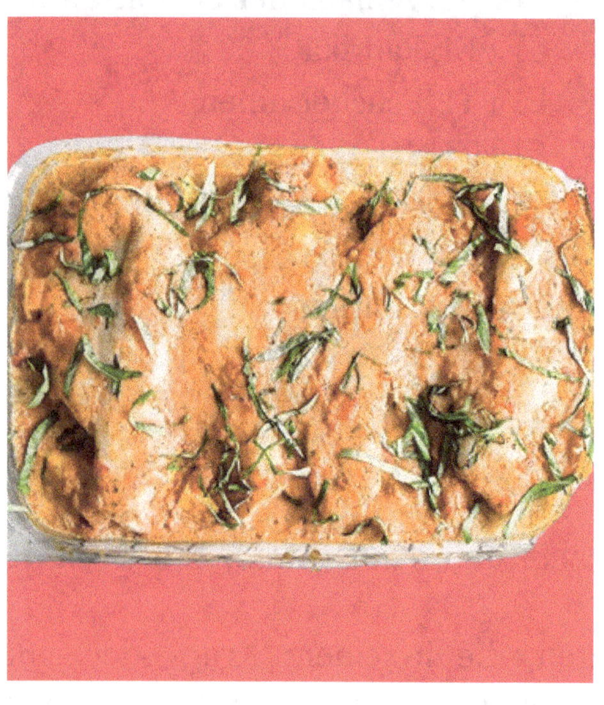

ZUTATEN

EIWEISS

☐ 28 oz Fischfilet

SPEISEKAMMER

☐ 28 Unzen zerkleinerte Tomaten aus der Dose

☐ 3/4 Tasse Kokosmilch aus der Dose

☐ 1 TL getrockneter Oregano

☐ 1 TL getrocknetes Basilikum

☐ 1/2 TL rote Paprikaflocken

☐ 1 TL Salz

☐ 1/2 TL schwarzer Pfeffer

GEMÜSE

☐ 1 TL Knoblauch (gehackt)

☐ 5 Tassen Blumenkohl (reisiert)

☐ 2 Tomaten (in 0,6 cm dicke Scheiben geschnitten)

☐ 2 Tassen Butternusskürbis
(in 1/2" große Würfel gewürfelt)

☐ 1/2 Tasse frisches Basilikum

ANWEISUNGEN

- Stellen Sie die Ofentemperatur auf 220 °C (425 °F) ein.
- Zerkleinerte Tomaten, Kokosmilch, getrocknetes Basilikum, Oregano, rote Paprikaflocken, Salz und Pfeffer sollten alle in einer großen Schüssel vermischt werden. Gründlich mischen.
- Den geriebenen Blumenkohl 5 Minuten in der Mikrowelle oder auf dem Herd vorkochen.
- Gekochter geriebener Blumenkohl; in ein Käsetuch oder einen Nussmilchbeutel geben; Drücken Sie so viel Feuchtigkeit wie möglich heraus.
- Geben Sie den Blumenkohlreis in eine große Auflaufform und legen Sie die frischen Tomaten darauf. Den Kürbis auf die Sauce schichten, nachdem man die Hälfte der Tomaten-Sahne-Sauce hinzugefügt hat. Die Fischfilets dazugeben und mit der restlichen Soße belegen.
- Backen Sie den Fisch und den Kürbis 20 Minuten lang oder bis beide gar sind.
- Als Garnitur mit frischem Basilikum servieren.

ERNÄHRUNG: ERTRAG: 4 PORTIONSGRÖSSE: 1

Kalorien: 456, Fett: 12 g, Cholesterin: 186 mg, Kohlenhydrate: 36 g, Ballaststoffe: 12 g, Zucker: 16 g, Eiweiß: 56 g

Zambreros Burrito-Schüssel

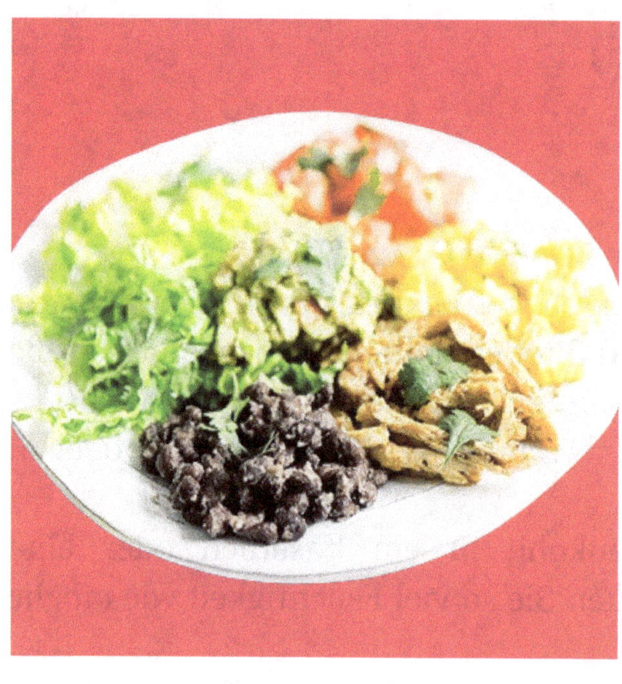

VORBEREITUNGSZEIT: 45 MIN. Für 4 Personen
ZUTATEN
EIWEISS

☐ 22 Unzen Hähnchenschenkel

SPEISEKAMMER

☐ 2 EL Olivenöl (für Hühnchen)

☐ 2 EL Olivenöl (für schwarze Bohnen)

☐ 15 Unzen schwarze Bohnen aus der Dose (abgetropft und abgespült)

☐ 1/8 TL Chilipulver

☐ 1/2 TL gemahlener Kreuzkümmel

☐ 1/2 tsp Paprika

☐ 1/4 TL Knoblauchpulver

☐ 1/2 TL getrocknete Zwiebel

☐ 1/4 TL getrockneter Oregano

☐ 1 TL Salz

☐ 1/8 TL Pfeffer

☐ 2 EL Salsa

GEMÜSE

☐ 2 Tassen Römersalat (Cos-)Salat (fein geschnitten)

☐ 4 Maiskolben

☐ 4 Tomaten (gewürfelt)

☐ 1/2 Tasse frischer Koriander/Koriander

OBST

☐ 2 Avocados (gewürfelt)

☐ 1 Limette (entsaftet)

ANWEISUNGEN

- Um das Huhn vollständig zu garen, backen, grillen oder braten Sie es.
- Machen Sie die Gewürze, während das Hähnchen brät. Chilipulver, Kreuzkümmel, Paprika, Knoblauchpulver, Zwiebelpulver, Oregano, Salz und Pfeffer in einer kleinen Schüssel oder Flasche vermischen.
- Wenn das Hähnchen fertig gegart ist, legen Sie es auf eine Platte und zerkleinern Sie es mit einer Gabel.
- Geben Sie das Hähnchen zusammen mit der Gewürzmischung, dem Öl und den Oliven erneut in die Pfanne. Kombinieren Sie sie vollständig, bevor Sie sie wegräumen.
- Kochen Sie die schwarzen Bohnen in einem kleinen Topf zwei bis drei Minuten lang, bevor Sie sie mit Salz und Olivenöl würzen.
- Gewürfelte Avocados, Salsa, Limettensaft und eine Prise Salz nach Geschmack werden in einer kleinen Schüssel zu Guacamole vermischt. Um die gewünschte Konsistenz zu erhalten, pürieren.
- Den Mais (einschließlich Schalen) auf höchster Stufe in der Mikrowelle erhitzen. Pro Mais 4 Minuten einwirken lassen. Wenn Sie fertig sind, entfernen Sie die Schale. Schneiden Sie die Kerne vom Kolben ab, während Sie ihn senkrecht über einen Teller oder ein sauberes Schneidebrett halten.
- Stellen Sie eine farbenfrohe Platte mit schwarzen Bohnen, Zuckermais, Guacamole, frischem Salat und Tomaten zusammen mit gewürztem Hühnchen zusammen. Als Garnitur Koriander verwenden.

NÄHRWERTINFORMATIONEN: **ERTRAG:**   **4**
PORTIONSGRÖSSE: 1

Kalorien: 844, Fett: 52 g, Cholesterin: 200 mg, Kohlenhydrate: 56 g, Ballaststoffe: 19 g. ZUCKER: 10g PROTEIN: 50g

Hähnchen-Chili ernten

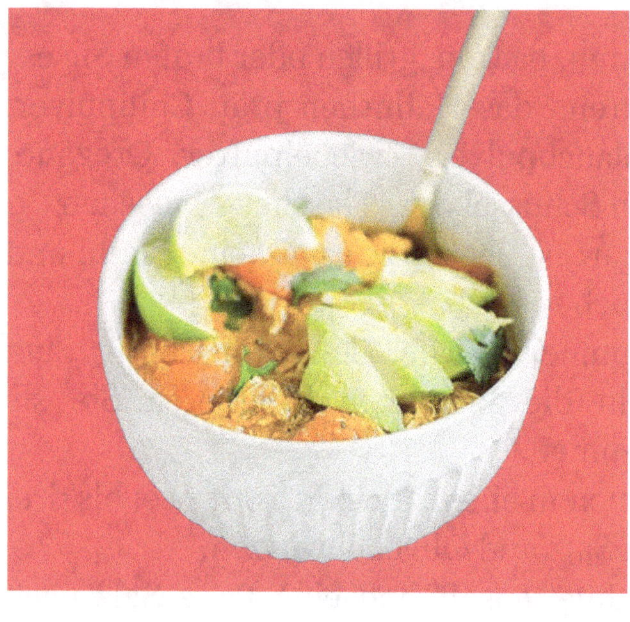

VORBEREITUNGSZEIT: **15 MIN.**

KOCHZEIT: 6 STUNDEN

ZUTATEN

EIWEISS

- ☐ 22 Unzen Hähnchenbrust

SPEISEKAMMER

- ☐ 4 EL Olivenöl
- ☐ 1 TL Chilipulver
- ☐ 2 tsp Paprika
- ☐ 1 TL gemahlener Kreuzkümmel
- ☐ 1 TL Knoblauchpulver
- ☐ 1/8 TL Cayennepfeffer
- ☐ 1 TL Salz
- ☐ 1 TL schwarzer Pfeffer
- ☐ 1 Tasse Hühnerbrühe
- ☐ 1 Tasse Kürbispüree
- ☐ 15 oz Dosenmais (abgetropft)
- ☐ 15 Unzen schwarze Bohnen aus der Dose (abgetropft)

GEMÜSE

- ☐ 1 Zwiebel (fein gehackt)
- ☐ 2 rote Paprika

(in kleine Stücke geschnitten)

ANWEISUNGEN

- In einem Schmortopf alle Zutaten außer dem Dosenmais und den schwarzen Bohnen vermischen. Fünf Stunden lang auf niedriger Stufe kochen.
- Nach dem Hinzufügen des Dosenmaises und der schwarzen Bohnen etwa eine weitere Stunde kochen lassen.

- Nachdem es fertig ist, das Hähnchen zerkleinern und weitere 10 Minuten köcheln lassen, damit es einen Teil der Flüssigkeit aufnimmt.
- Idealerweise serviert mit Blumenkohlreis und garniert mit Avocado, Koriander und anderen Lieblingszutaten.

ERNÄHRUNG: ERTRAG: 4 PORTIONSGRÖSSE: 1

Kalorien: 625, Fett: 22 g, Cholesterin: 134 mg, Kohlenhydrate: 48 g, Ballaststoffe: 13 g, Zucker: 12 g, Eiweiß: 61 g

gebratener Reis mit Shrimps

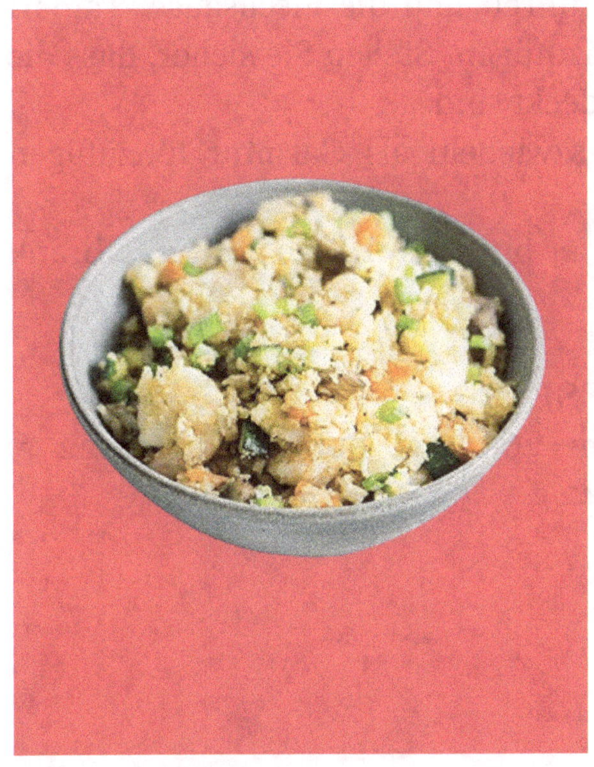

VORBEREITUNGSZEIT: 10 MIN.
KOCHZEIT: 10 MIN.
 PORTIONEN 4
ZUTATEN
EIWEISS

☐ 20 Unzen frische Garnelen (geschält, entadert)

SPEISEKAMMER

☐ 2 EL Kokosöl

☐ 3 EL Kokos-Aminosäuren

☐ 3 EL glutenfreie Tamari-Sauce

☐ 1 EL Fischsauce

☐ 1/4 TL Salz

GEMÜSE

☐ 2 TL Knoblauch (gehackt)

☐ 1 Zwiebel (fein gewürfelt)

☐ 1 Zucchini (fein gewürfelt)

☐ 2 Tassen Pilze (fein gewürfelt)

☐ 2 Karotten (fein gewürfelt)

☐ 6 Tassen Blumenkohl (reisiert)

☐ 4 Frühlingszwiebeln (gehackt)

ANWEISUNGEN

- Das Kokosöl in einer großen Pfanne bei mittlerer Hitze erwärmen. Nach dem Hinzufügen die Garnelen 5 Minuten köcheln lassen.

- Nachdem Sie die Garnelen entfernt haben, mischen Sie Knoblauch, Zwiebeln, Zucchini, Pilze und Karotten 5 Minuten lang unter.

- Geben Sie den geriebenen Blumenkohl in die Pfanne und kochen Sie ihn 5 Minuten lang, nachdem Sie das Gemüse aus der Pfanne genommen haben. Wenn zusätzliches Kokosöl benötigt wird, fügen Sie es hinzu.

- Geben Sie das gekochte Gemüse und die Garnelen wieder in die Pfanne, nachdem der Blumenkohl zerkleinert wurde.

- Regelmäßig 2 Minuten lang umrühren und die Fischsauce, Tamari und Kokosnuss-Aminosäuren hinzufügen. Stellen Sie sicher, dass die Garnelen und das Gemüse gut bedeckt sind.

- Mit Salz abschmecken, Frühlingszwiebeln als Garnitur hinzufügen und dann heiß servieren.

- Reste in einem luftdichten Behälter bis zu drei Tage im Kühlschrank aufbewahren.

NÄHRWERTE: 4 PORTIONSGRÖSSE: 1

Kalorien: 317, Fett: 9 g, Cholesterin: 268 mg, Kohlenhydrate: 22 g, Ballaststoffe: 8 g, Zucker: 11 g, Eiweiß: 42 g

Toskanische Suppe

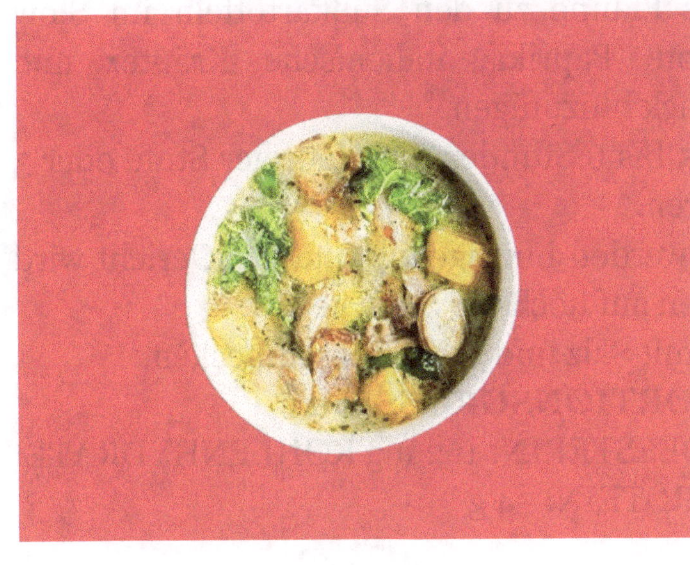

ZUTATEN

EIWEISS

- ☐ 6 Unzen Speck
- ☐ (in ½-Zoll-Stücke geschnitten)
- ☐ 16 oz Hühnerwurst (in Scheiben geschnitten)

SPEISEKAMMER

- ☐ 1 EL Ghee
- ☐ 4 Tassen Hühnerbrühe
- ☐ 1/2 TL rote Paprikaflocken
- ☐ 2 TL italienische Kräuter
- ☐ 13,5 fl oz Kokosmilch aus der Dose

GEMÜSE

- ☐ 1 Zwiebel (gewürfelt)
- ☐ 2 EL Knoblauch (gehackt)
- ☐ 8 Unzen Süßkartoffel/Yamswurzel
  (in mundgerechte Stücke gewürfelt)
- ☐ 4 Tassen Grünkohl
  (Stiele entfernt, Blätter gehackt)

ANWEISUNGEN

- Knuspriger Speck wird in einer großen Pfanne gegart, die mit etwas Ghee erhitzt wurde.
- Geben Sie die Hühnerwurst in dieselbe Pfanne, in der sich noch das Speckfett befindet, und kochen Sie sie, bis sie braun ist.

- Wenn die Zwiebeln glasig sind, den Knoblauch und die Zwiebeln dazugeben und weitere 4–5 Minuten köcheln lassen.
- Geben Sie den Inhalt der Pfanne zu den Süßkartoffeln im Slow Cooker. Hühnerbrühe, rote Paprika, italienische Kräuter und reichlich Salz nach Geschmack hinzufügen.
- Bei geschlossenem Deckel 5 bis 6 Stunden auf niedriger Stufe oder 3 Stunden auf hoher Stufe garen.
- Grünkohl und Kokosmilch werden hinzugefügt und das Gericht wird zugedeckt weitere 15 Minuten auf höchster Stufe gegart.
- Den Speck hinzufügen und mit Salz und Pfeffer abschmecken.

ERNÄHRUNG: ERTRAG: 4 PORTIONSGRÖSSE: 1

KALORIEN: 869 FETT: 54 g CHOLESTERIN: 162 mg KOHLENHYDRATE: 44 g FASER: 6 g ZUCKER: 10 g PROTEIN: 54 g

Langsam gegartes Rindfleisch und Brokkoli

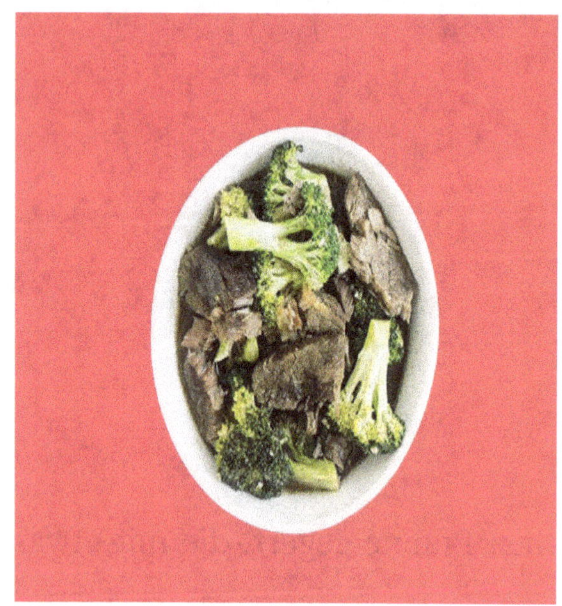

VORBEREITUNGSZEIT: 15 MIN.
KOCHZEIT: 6 STUNDEN.
ZUTATEN
EIWEISS

☐ 22 Unzen Rinderflankensteaks (gegen die Faserrichtung in Streifen geschnitten)

SPEISEKAMMER

☐ 1 Tasse Rinderbrühe

☐ 2 EL Kokos-Aminosäuren

☐ 1/2 Tasse glutenfreie Tamari-Sauce

☐ 2 TL Sesamöl

- ☐ 1 EL Weißweinessig
- ☐ 1/2 TL chinesisches 5-Gewürze-Pulver
- ☐ 3 EL Pfeilwurzmehl

GEMÜSE
- ☐ 1 Zwiebel (gewürfelt)
- ☐ 4 TL Knoblauch (gehackt)
- ☐ 2 TL Ingwer (gehackt)
- ☐ 3 Brokkoli (in Röschen geschnitten)

ANDERE
- ☐ 1 EL gefiltertes Wasser

ANWEISUNGEN

- [Optional] Das Steak in einer heißen Pfanne mit Kokosöl einige Minuten anbraten. Das Fleisch haftet besser zusammen und der Geschmack wird dadurch intensiver.
- In einem Crockpot (Slow Cooker) Rindfleisch, Rinderbrühe, Kokos-Aminosäuren, Tamari-Sauce, Sesamöl, Weißweinessig, chinesisches Fünf-Gewürze-Pulver, Zwiebeln, Knoblauch und Ingwer vermischen. 6 Stunden auf niedriger Stufe oder 3 bis 4 Stunden auf hoher Stufe kochen, nachdem alles verrührt wurde.
- Geben Sie das Pfeilwurzmehl in den Crockpot, nachdem Sie es kurz vor dem Servieren in etwas kaltem Wasser aufgelöst haben. Den Brokkoli nach der Zugabe unterrühren.
- Damit die Sauce eindickt und der Brokkoli weicher wird, weitere 10 bis 15 Minuten zugedeckt auf niedriger Stufe köcheln lassen.
- Mit Blumenkohlreis oder rotem, schwarzem oder Wildreis servieren.

NÄHRWERTE: 4 PORTIONSGRÖSSE: 1
KALORIEN: 391 FETT: 15 g CHOLESTERIN: 123 mg KOHLENHYDRATE: 13 g FASER: 1 g ZUCKER: 3 g PROTEIN: 49 g

NACHTISCH

Schokoladenschlammkuchen

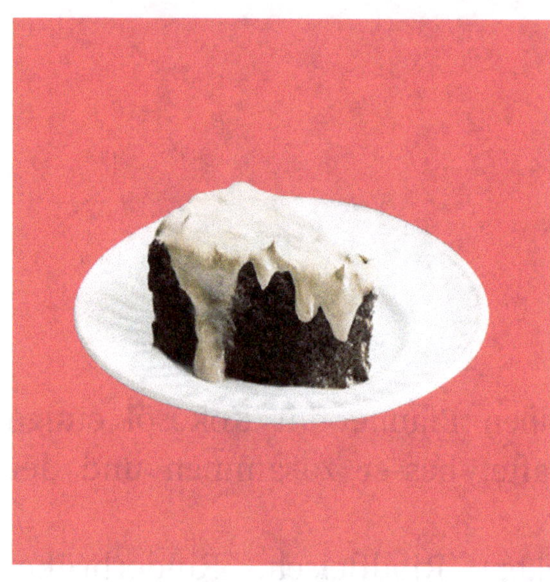

VORBEREITUNGSZEIT: 20 MINUTEN.
 KOCHZEIT: 40 MINUTEN
 Für 6 Personen
ZUTATEN
EIWEISS
☐ 6 Eier
(Eigelb und Eiweiß getrennt)
SPEISEKAMMER
☐ 7 Unzen dunkle Schokolade (85% Kakao) (gehackt)
☐ 2/3 Tasse Kokosöl (geschmolzen)

Für den Kuchen
☐ 1/4 Tasse Kakaopulver
☐ 3 TL Reismalzsirup
☐ 1 1/2 Tasse Mandelmehl
Für das Sahnehäubchen
☐ 2 EL Kakaopulver
☐ 1 Tasse Kokoscreme
☐ 1 TL Reismalzsirup

ANWEISUNGEN
- Den Kuchen backen:
- Der Ofen sollte auf 170 °C (340 °F) erhitzt werden.
- Eine 20 cm große Kuchenform sollte eingefettet und mit Backpapier ausgelegt werden.
- Stellen Sie eine hitzebeständige Schüssel über einen Topf mit siedendem Wasser auf dem Herd.

- Kombinieren Sie Kakaopulver, Kokosöl und dunkle Schokolade in dieser Schüssel. Rühren, bis es geschmolzen ist, trennen und abkühlen lassen.
- Eigelb und Reismalzsirup vermischen und in einer separaten Rührschüssel dick und cremig schlagen.
- Nach dem Abkühlen die Schokoladenmischung vorsichtig in die Eimischung gießen und verrühren.
- Anschließend das Mandelmehl unterrühren.
- In einer separaten Schüssel das Eiweiß schlagen, bis sich weiche Spitzen bilden.
- Mit einem großen Löffel ein Drittel des Eiweißes unter die Schokoladenmischung heben, bevor man das restliche Eiweiß hinzufügt.
- Gießen Sie die Mischung in die Pfanne und backen Sie sie etwa 40 Minuten lang oder bis sich die Mitte trocken anfühlt und leicht zurückspringt
- Zur Herstellung von Schokoladenglasur gehören:
- Stellen Sie eine hitzebeständige Schüssel über einen Topf mit siedendem Wasser auf dem Herd.
- Kakaopulver, Kokoscreme und Reismalzsirup in der Schüssel vermischen. bis es geschmolzen ist, umrühren.
- Verteilen Sie es auf der Oberfläche des noch warmen Kuchens.
- Nach dem Abkühlen oder im Kühlschrank wird die Glasur fester.

ERNÄHRUNG: ERTRAG: 6 PORTIONSGRÖSSE: 1
Kalorien: 861, Fett: 62 g, Cholesterin: 189 mg, Kohlenhydrate: 25 g, Ballaststoffe: 7 g, Zucker: 10 g, Eiweiß: 16 g

Bananenbrot

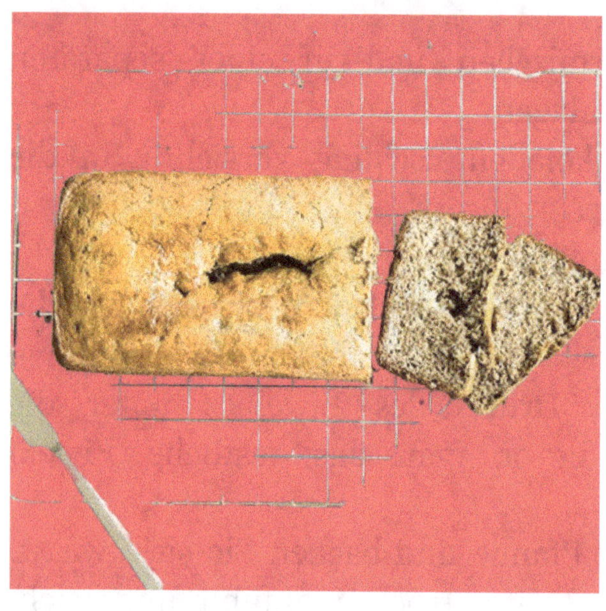

VORBEREITUNGSZEIT: 10 MIN.
KOCHZEIT: 40 MIN.
 GESAMTZEIT: 50 MIN
FÜR 6 PERSONEN
ZUTATEN
EIWEISS

- ☐ 2 Eier

SPEISEKAMMER

- ☐ 1 Tasse Mandelbutter
- ☐ 1 Tasse Mandelmehl
- ☐ 1 TL Backpulver
- ☐ 1 TL Backpulver

OBST

- ☐ 3 Bananen (sehr reif)

ANWEISUNGEN

- Eine Kastenform einfetten und den Backofen auf 180 °C vorheizen.
- Bananen sollten in einer Schüssel mit einer Gabel zerdrückt werden.
- Mandelbutter, Mandelmehl und Eier hinzufügen.
- Nachdem alles gut vermischt wurde, fügen Sie das Natron und das Pulver hinzu. Schön zusammen.
- Eine Kastenform mit den Zutaten hineinstellen und 35 bis 40 Minuten backen.
- Testen Sie mit einem Zahnstocher, ob das Bananenbrot gar ist. Wenn der Zahnstocher sauber herauskommt, ist das Brot fertig.

ERNÄHRUNG: ERTRAG: 6 PORTIONSGRÖSSE: 1
KALORIEN: 441 FETT: 34 g CHOLESTERIN: 62 mg KOHLENHYDRATE: 26 g FASER: 8 g ZUCKER: 10 g PROTEIN: 15 g

Beerengenuss

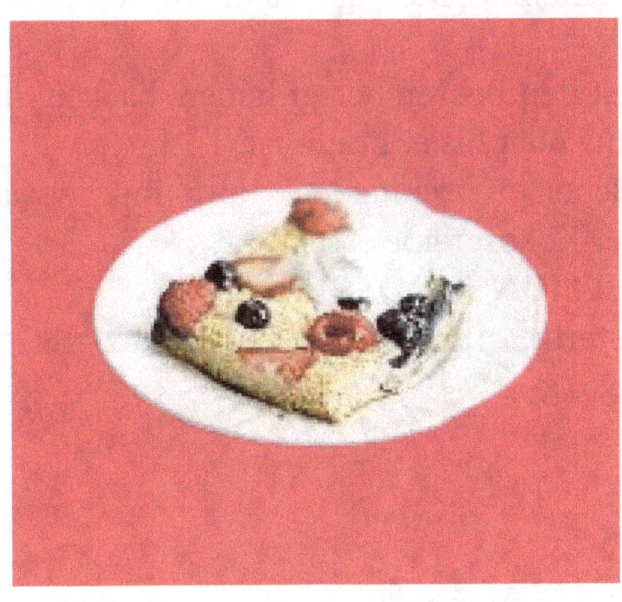

VORBEREITUNGSZEIT: 15 MINUTEN.

KOCHZEIT: 35 MINUTEN FÜR 16 PERSONEN

ZUTATEN

EIWEISS

- ☐ 2 Eier (Zimmertemperatur)

SPEISEKAMMER

- ☐ 2 Tassen Mandelmehl
- ☐ 2/3 Tasse Tapiokamehl
- ☐ 1/3 Tasse Kokosmehl
- ☐ 1 TL Backpulver
- ☐ 1/2 TL Salz
- ☐ 1/4 Tasse Mandelmilch
- ☐ 1/2 Tasse Reismalzsirup
- ☐ (oder leichter Maissirup)
- ☐ 1/4 Tasse Kokosöl
- ☐ 1/2 EL Apfelessig
- ☐ 1 TL Vanilleextrakt

OBST

- ☐ 2 Tassen frische Beeren

ANWEISUNGEN

- Eine Blechform sollte eingefettet und der Ofen auf 350 °F (175 °C) eingestellt werden. Für eine Menge von 12 Portionen eignet sich eine 9 x 13 Zoll große Backform (oder ein 35 x 25 cm großes Backblech) gut.
- Mandelmehl, Tapiokamehl, Kokosmehl, Backpulver und Salz sollten alle in einer großen Schüssel vermischt werden.
- Eier, Mandelmilch, Reismalzsirup, Kokosöl, Apfelessig und Vanilleextrakt sollten alle in einer anderen Schüssel vermischt werden.

- Mischen Sie gründlich, nachdem Sie die feuchten Komponenten in die Schüssel mit den trockenen Zutaten gegeben haben.
- Verteilen Sie den Teig mit einem Spatel auf dem vorbereiteten Backblech und glätten Sie ihn.
- Nachdem Sie die Mischung mit den Beeren belegt haben, backen Sie den Kuchen 30–35 Minuten lang oder bis er braun ist.
- Nach dem Abkühlen in Scheiben schneiden und mit etwas Kokosjoghurt oder geschlagener Kokoscreme essen.

ERNÄHRUNG: ERTRAG: 12 PORTIONSGRÖSSE: 1

Kalorien: 228, Fett: 15 g, Cholesterin: 31 mg, Kohlenhydrate: 18 g, Ballaststoffe: 4 g, Zucker: 4 g, Eiweiß: 6 g

Ingwerplätzchen

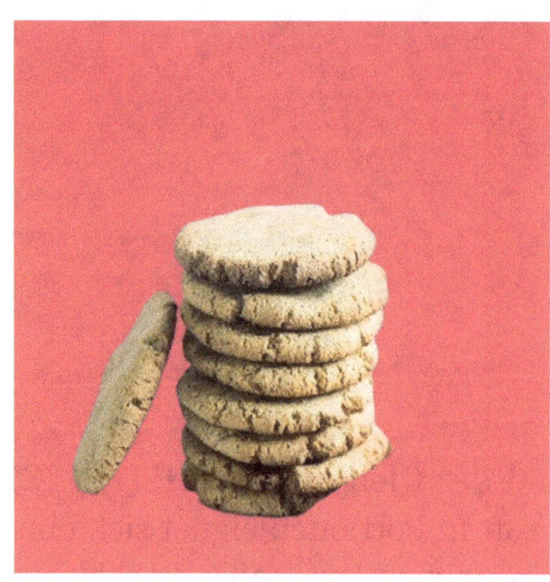

VORBEREITUNGSZEIT: 10 MIN
KOCHZEIT: 15 MIN
ZUSÄTZLICHE ZEIT: 2 STUNDEN
ZUTATEN
EIWEISS
- ☐ 1 Ei

SPEISEKAMMER
- ☐ 2,5 Tassen Mandelmehl
- ☐ 1/4 Tasse Kokosmehl
- ☐ 1/2 TL Salz
- ☐ 1/2 Tasse Reismalzsirup
- ☐ 1 TL gemahlener Ceylon-Zimt

- ☐ 1 EL Ingwerpulver
- ☐ 1 TL gemahlene Nelken
- ☐ 1 TL Backpulver
- ☐ 1 EL Orangenschale
- ☐ 1 TL Vanilleextrakt

☐ 4 EL Ghee

ANWEISUNGEN

- Mandelmehl, Kokosmehl, Salz, Kräuter und Backpulver in einer Küchenmaschine zerkleinern.
- Wenn sich der Teig zu einer Kugel formt, fügen Sie die weiteren Zutaten hinzu und pulsieren Sie ihn.
- Den Teig zwei Stunden lang in den Kühlschrank stellen, nachdem man ihn in Plastikfolie eingewickelt hat.
- Wenn Sie zum Backen bereit sind, heizen Sie den Ofen auf 180 °C oder 350 °C vor und legen Sie ein Backblech mit Backpapier aus.
- Wenn der Teig flachgedrückt und zu kleinen Kugeln geformt wird, ergeben sich etwa 16 Kekse.
- 15 Minuten oder bis die Ränder goldbraun sind, sollten Sie mit dem Backen verbringen.

NÄHRWERTE: 16 PORTIONSGRÖSSE: 1

Kalorien: 156, Fett: 13 g, Cholesterin: 20 mg, Kohlenhydrate: 8 g, Ballaststoffe: 3 g, Zucker: 2 g, Eiweiß: 5 g

Chai-Tee, gefrorener Joghurt

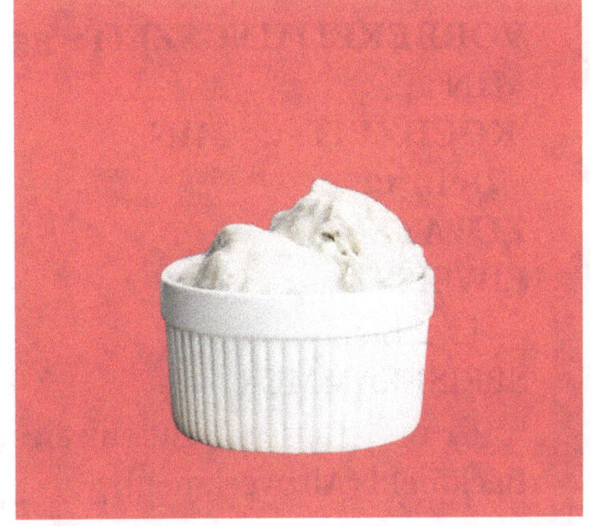

VORBEREITUNGSZEIT: 10 MIN
ZUSÄTZLICHE ZEIT: 3 STUNDEN

ZUTATEN

- ☐ 13,5 Unzen Kokosmilch aus der Dose
- ☐ 2 Tassen Kokosjoghurt
- ☐ 1 Tasse Kokosraspeln
- ☐ 4 Chai-Teebeutel
- ☐ 1 TL gemahlener Ceylon-Zimt

ANWEISUNGEN

- Gießen Sie gerade so viel heißes, kochendes Wasser über die Chai-Teebeutel in einer Kaffeetasse, dass sie bedeckt sind. Bis zu fünf Minuten ziehen lassen.
- In einem Hochgeschwindigkeitsmixer Kokosmilch, Kokosjoghurt, Kokosraspeln und Zimt vermischen. Auf höchster Stufe mixen, bis eine glatte Masse entsteht. Kratzen Sie bei Bedarf die Seiten des Mixers ab.
- Gießen Sie den Chai-Tee nach dem Auspressen in den Mixer und entfernen Sie die Teebeutel. Zum Mischen mit der Hand einen Löffel verwenden oder auf niedriger Stufe mixen.
- Die Mischung sollte vor dem schnellen Mischen bei niedriger Geschwindigkeit 3 bis 4 Stunden lang eingefroren werden.
- Nehmen Sie nach dem Teilen von jedem Gericht einen Löffel.

ERNÄHRUNG: ERTRAG: 6 PORTIONSGRÖSSE: 1

Kalorien: 266, Fett: 18 g, Cholesterin: 2 mg, Kohlenhydrate: 25 g, Ballaststoffe: 2 g, Zucker: 20 g, Eiweiß: 5 g

Gewürzte Nussmuffins

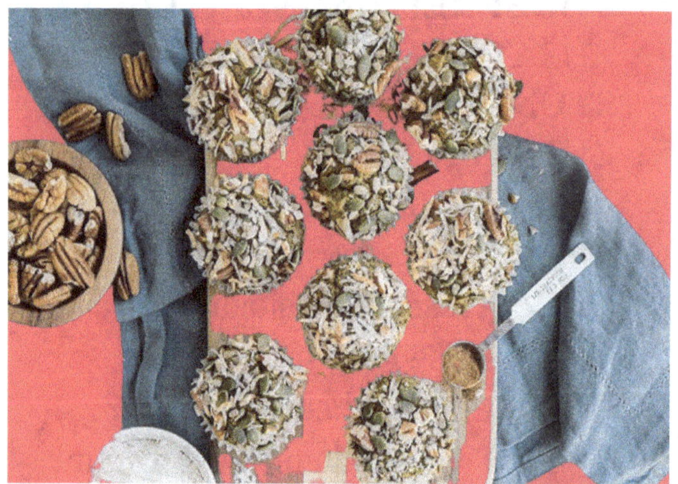

VORBEREITUNGSZEIT: 35 MIN

KOCHZEIT: 25 MIN

Dein 12

ZUTATEN

EIWEISS

☐ 2 Eier

SPEISEKAMMER

☐ 1 Tasse glutenfreies Backmehl (Allzweckmehl)

☐ 1/2 Tasse Buchweizenmehl

☐ 1 1/2 TL Backpulver

☐ 1 TL gemahlene Muskatnuss

☐ 2 TL gemahlener Ceylon-Zimt (für den Teig)

☐ 1/2 Tasse Pekannüsse
(grob gehackt – für den Teig)

☐ 1/2 Tasse Mandelmilch

☐ 1/2 Tasse Ghee

☐ 2 TL Vanilleextrakt

☐ 1 Tasse Kürbispüree

☐ 1/4 Tasse Pekannüsse
(grob gehackt – zum Garnieren)

☐ 2 EL Sonnenblumenkerne

☐ 2 EL Nuggets

☐ 2 EL Kokosraspeln

☐ 1 TL gemahlener Ceylon-Zimt (zum Garnieren)

ANWEISUNGEN

- Der Ofen sollte auf 180 °C (350 °F) erhitzt werden. Ein Muffinblech für 12 Muffins sollte leicht eingefettet oder mit Backpapier ausgelegt werden.

- In einer großen Schüssel Buchweizenmehl, Backpulver, Muskatnuss und Zimt zusammen mit dem glutenfreien Backmehl sieben. Danach die Pekannüsse unterrühren, die in den Teig kommen.

- Eier, Mandelmilch, Ghee, Vanilleextrakt und Kürbispüree sollten in einer separaten Schüssel gut vermischt werden. Nach dem Mischen diese Mischung in die Schüssel mit den trockenen Zutaten geben.

- Der Teig sollte in die Muffinform gegeben werden.

- Kombinieren Sie die restlichen Pekannüsse, Sonnenblumenkerne, Pepitas, Kokosraspeln und Zimt zu Ihrem Belag. Streuen Sie den Guss über den Teig für die Muffins und drücken Sie ihn leicht nach unten, damit er an Ort und Stelle bleibt.

- Wenn Sie einen Zahnstocher einführen, backen Sie ihn 20 bis 25 Minuten lang oder bis er sauber ist. Bevor Sie sie aus der Muffinform nehmen, lassen Sie sie etwas abkühlen.
- Mit einem Klecks Kokosjoghurt sofort servieren oder bis zu drei Tage im Kühlschrank aufbewahren. Frieren Sie übriggebliebene Muffins bis zu einem Monat lang ein.

NUTRITION-PORTIONSGRÖSSE: 1

Kalorien: 219, Fett: 16 g, Cholesterin: 53 mg, Kohlenhydrate: 16 g, Ballaststoffe: 3 g, Zucker: 2 g, Protein: 4 g

Schokoladenpudding mit Chia-Samen

VORBEREITUNGSZEIT: 15 MIN.
ZUSÄTZLICHE ZEIT: 3 STUNDEN.　　**Für 4 Personen**

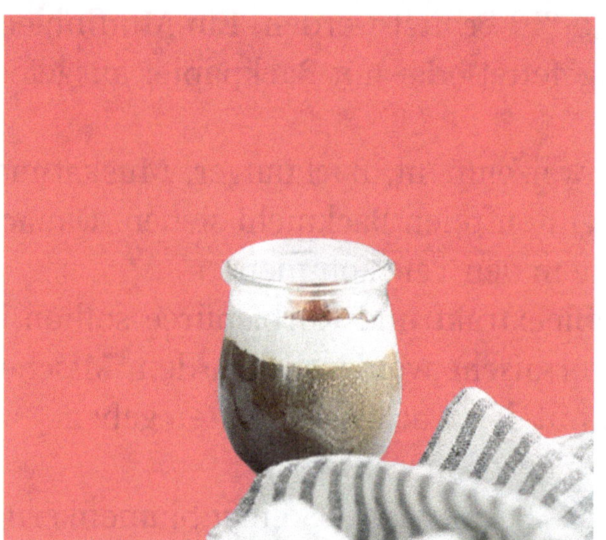

ZUTATEN

SPEISEKAMMER

- ☐ 1 3/4 Tasse Mandelmilch
- ☐ 1/2 Tasse Chiasamen
- ☐ 1/4 Tasse Kakaopulver
- ☐ 1/2 TL gemahlener Ceylon-Zimt
- ☐ 1/2 TL Vanilleextrakt
- ☐ 1/8 TL Salz

OBST

- ☐ 2 Datteln (ohne Kerne)

ANWEISUNGEN

- Alle Zutaten außer den Datteln in eine Schüssel geben. Zum Mischen gut verquirlen.

- 3 bis 5 Stunden lang oder bis die Mischung puddingartig aussieht, abdecken und kalt stellen.
- Anschließend mit den Datteln in einen Mixer geben und glatt rühren, bis eine cremige Konsistenz entsteht.
- begleitet von etwas Obst, Mandeln und Kokosnuss-Schlagsahne und kalt serviert.

NUTRITION-PORTIONSGRÖSSE: 1
Kalorien: 182, Fett: 9 g, Kohlenhydrate: 21 g, Ballaststoffe: 10 g, Zucker: 5 g, Eiweiß: 6 g

Langsam gekochte Brownies

VORBEREITUNGSZEIT: 30 MIN
KOCHZEIT: 2 STUNDEN 30 MIN

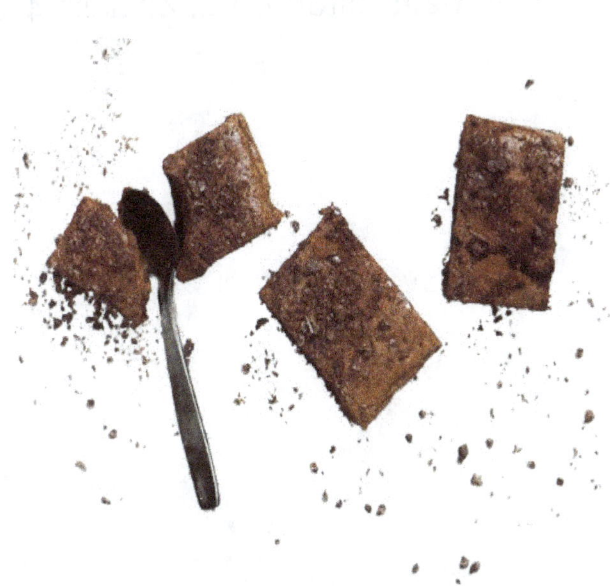

Für 16 Personen
ZUTATEN
EIWEISS
- ☐ 3 Eier (verquirlt)

SPEISEKAMMER
- ☐ 1/4 Tasse Kokosöl
- ☐ 1/3 Tasse Reismalzsirup
- ☐ 1/4 Tasse Kokosmehl
- ☐ 2 EL Kakaopulver
- ☐ 1/2 TL Vanilleextrakt
- ☐ 1/4 TL Backpulver
- ☐ 1/4 TL gemahlener Ceylon-Zimt

- ☐ 1,8 Unzen dunkle Schokolade
- ☐ (85% Kakao) (gehackt)

GEMÜSE

☐ 7,1 Unzen Süßkartoffel/Yamswurzel
(gekocht, enthäutet und püriert)

ANWEISUNGEN

- Ihr Slow Cooker sollte mit Backpapier ausgelegt sein, das innen gefettet ist und etwa bis zur Hälfte der Seiten reicht.
- Alle trockenen Zutaten in einer Schüssel vermischen.
- Eier, Kokosöl, Reismalzsirup und Süßkartoffelpüree sollten alle in einer separaten Schüssel vermischt werden.
- Mischen Sie alles gut, nachdem Sie die trockenen Komponenten zu den nassen hinzugefügt haben.
- Verteilen Sie es nach dem Eingießen gleichmäßig im Slow Cooker.
- Zwei Stunden lang auf niedriger Stufe oder eine Stunde lang auf höchster Stufe garen.
- Ein in die Mitte gesteckter Spieß sollte nach weiteren 30 Minuten Garzeit nach Entfernen des Deckels sauber herauskommen.

NUTRITION-PORTIONSGRÖSSE: 1
Kalorien: 104, Fett: 6 g, Kohlenhydrate: 11 g, Ballaststoffe: 1 g, Zucker: 4 g, Eiweiß: 2 g

SNACKS

Studentenfutter

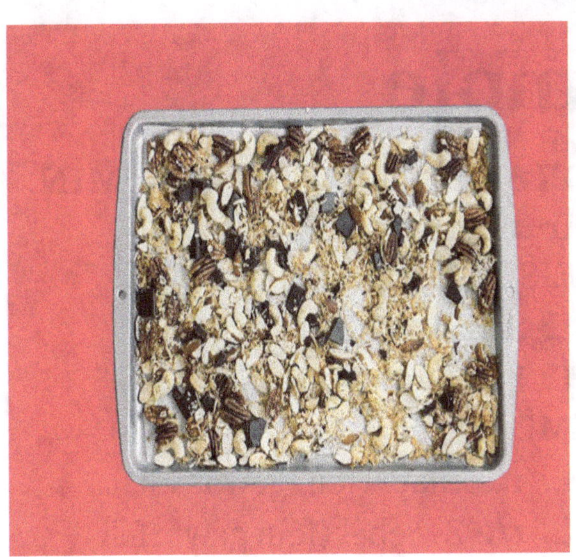

VORBEREITUNGSZEIT: 10 MIN
KOCHZEIT: 15 MIN. Portionen 12
ZUTATEN
- ☐ 1 Tasse Cashewnüsse
- ☐ 1 Tasse Pekannüsse
- ☐ 1 Tasse Mandeln
- ☐ 1 1/2 Tasse Kokosflocken
- ☐ 1 EL Stevia/Monkfruit-Erythrit-Mischung
- ☐ 1/2 TL gemahlener Ceylon-Zimt
- ☐ 1/2 TL Salz
- ☐ 1 EL Kokosöl (geschmolzen)
- ☐ 100g Schokoriegel (85%-90% Kakao) (gehackt)

ANWEISUNGEN

- Legen Sie Backpapier auf eine Backform und heizen Sie den Ofen auf 325 °F (165 °C) vor.
- Alle Zutaten außer der Schokolade in einer Schüssel vermischen und mit Salz abschmecken. Nach dem Mischen auf dem Backblech verteilen.
- 15 Minuten Backzeit, einmal zwischendurch umrühren.
- Nachdem Sie die Mahlzeit aus dem Ofen genommen haben, lassen Sie sie abkühlen.
- Anschließend die gehackte Schokolade unterrühren.
- Bis zu vier Wochen in einem luftdichten Behälter an einem kalten, trockenen Ort aufbewahren.

NUTRITION-PORTIONSGRÖSSE: 1

Kalorien: 298, Fett: 24 g, Cholesterin: 2 mg, Kohlenhydrate: 19 g, Ballaststoffe: 4 g, Zucker: 10 g, Protein: 6 g

Guacamole

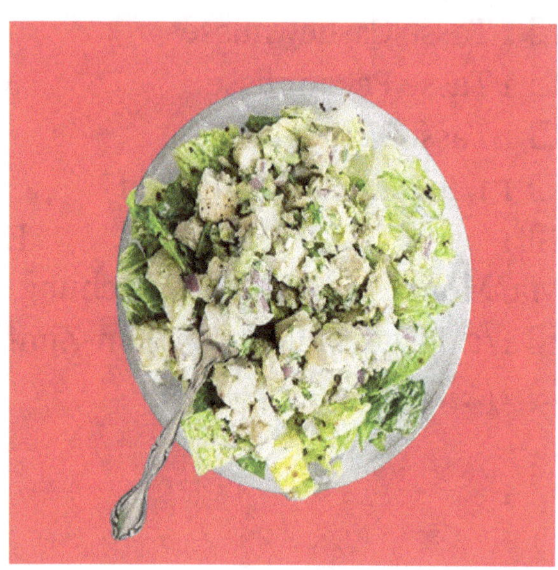

VORBEREITUNGSZEIT: 5 MIN.

 Für 4 Personen

SPEISEKAMMER

☐ Salz nach Geschmack

☐ Pfeffer nach Geschmack

GEMÜSE

☐ 1 Tomate (fein gewürfelt)

☐ 1/2 Zwiebel (fein gewürfelt)

☐ 1/2 Tasse frischer Koriander/Koriander

OBST

☐ 3 Avocados (Grube entfernt)

☐ 2 EL Limettensaft

ANWEISUNGEN

- Zerdrücken Sie das Avocadofleisch mit einer Gabel, nachdem Sie es in eine Schüssel gegeben haben.
- Mit Salz und Pfeffer abschmecken und die restlichen Zutaten untermischen.
- Wenn Sie es nicht sofort servieren, decken Sie es mit Plastikfolie ab und legen Sie es in den Kühlschrank.
- Drücken Sie die Plastikfolie fest auf den Dip, damit er nicht mit Luft in Berührung kommt und die Guacamole nicht braun wird.

NÄHRWERTINFORMATIONEN: ERTRAG: 4

PORTIONSGRÖSSE: 1

Kalorien: 256, Fett: 22 g, Kohlenhydrate: 16 g, Ballaststoffe: 11 g, Zucker: 3 g, Eiweiß: 4 g

Zucchini Chips

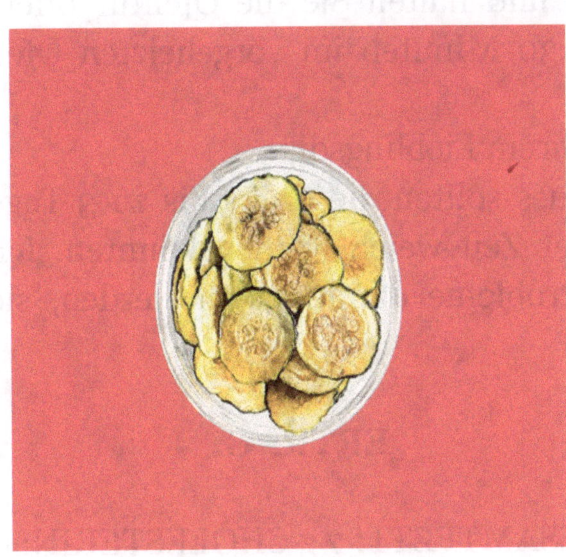

VORBEREITUNGSZEIT: 10 MIN
KOCHZEIT: 2 STUNDEN 30 MIN
PORTIONEN: 2

Zutaten

Speisekammer

- ☐ 1 EL Olivenöl
- ☐ 1 TL Salz

Gemüse

- ☐ 2 Zucchini

ANWEISUNGEN

- Zwei Backbleche sollten mit Backpapier ausgelegt werden und der Ofen sollte auf 200°F (100°C) vorgeheizt sein. Verwenden Sie für dieses Rezept nach Möglichkeit Backpapier, da dies dazu beiträgt, dass die Chips auf der Unterseite knusprig werden.

- Schneiden Sie die Zucchini in sehr dünne Scheiben, etwa 1,5 bis 3 mm dick. Wenn Sie einen Mandolinenschneider haben, ist diese Aufgabe einfach, aber mit Geduld und Sorgfalt können Sie sie auch mit einem scharfen Messer erledigen.

- Olivenöl sollte in einer Schüssel über die Zucchini geträufelt werden, bevor sie vorsichtig vermischt wird, um sie zu bedecken.

- Ordnen Sie die Scheiben auf den Backblechen eng aneinander an (aber ohne sie zu berühren). Fügen Sie nach Belieben Salz und alle anderen Gewürze hinzu, die Sie testen möchten. Während einfache gesalzene Zucchini-Chips fantastisch sind, gibt es weitere leckere Mischungen wie Kreuzkümmel, Koriander und Chilipulver; geräucherte Paprika; und Basilikum, Oregano und rote Pfefferflocken. Da die Gewürze konzentrierter werden, wenn die Zucchini im Ofen schrumpfen, brauchen Sie nur ein wenig darüber zu streuen.

- Stellen Sie die Form in den Ofen und backen Sie sie 2 1/2 bis 3 Stunden lang oder bis sie knusprig und braun ist. Wenn Sie fertig sind, schalten Sie den Herd aus und halten Sie die Ofentür offen. Lassen Sie die Zucchini weitere 30 Minuten im vorgeheizten Ofen abkühlen.
- Genießen Sie es alleine oder mit Ihrem Lieblingsdip.
- In einem Beutel mit Reißverschluss sollten die Chips bis zu 3 Tage haltbar sein, obwohl sie in dieser Zeit weich werden könnten. Ich glaube jedoch nicht, dass Sie Probleme damit haben werden, sie durchzugehen.

NÄHRWERTINFORMATIONEN: **ERTRAG:**   **2**
PORTIONSGRÖSSE: 1
Menge pro Portion: KALORIEN: 90 GESAMTFETT: 7 g CHOLESTERIN: 0 mg NATRIUM: 1169 mg KOHLENHYDRATE: 5 g FASER: 2 g ZUCKER: 3 g PROTEIN: 2 g

SMOOTHIES

Supergeladener grüner Smoothie

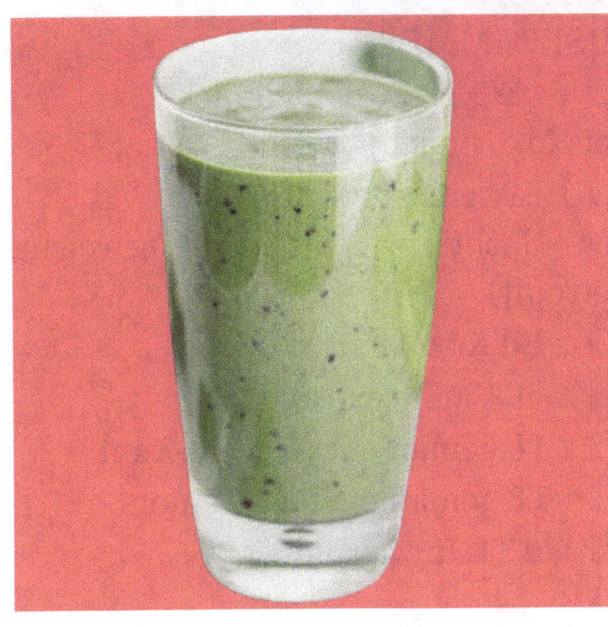

VORBEREITUNGSZEIT: 10 **MIN.**

Für 2 Personen

ZUTATEN

SPEISEKAMMER

☐ 2,5 Tassen Mandelmilch (oder ungesüßte Leinmilch)

GEMÜSE

☐ 1 Tasse Grünkohl (entstielt und gehackt)

☐ 1 Tasse Mangold (gehackt)

☐ 1 Tasse Babyspinat

☐ 1/2 Karotte (gehackt)

OBST

☐ 1/2 Avocado

☐ 1/2 Apfel (entkernt und gehackt)

☐ 1/2 Tasse gefrorene Blaubeeren

ANWEISUNGEN

- Das Blattgemüse und die halbe Menge Mandelmilch in einem Mixer pürieren. Bis eine glatte Masse entsteht, verarbeiten.
- Nach Zugabe der weiteren Zutaten noch einmal verarbeiten.
- Behält seine Qualität, wenn es zwei Tage lang gekühlt wird.

NUTRITION-PORTIONSGRÖSSE: 1

Kalorien: 237, Fett: 11 g, Kohlenhydrate: 34 g, Ballaststoffe: 10 g, Zucker: 10 g, Eiweiß: 6 g

Nussiger Chai-Smoothie

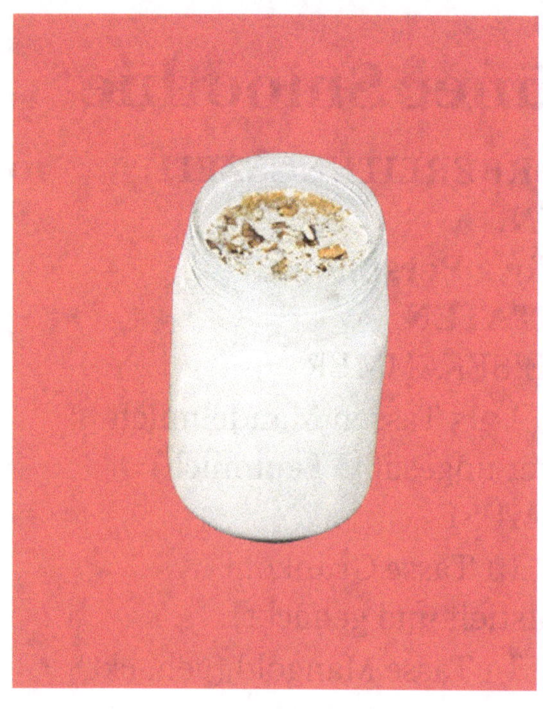

VORBEREITUNGSZEIT: 5 MIN.
Portionen 2
ZUTATEN
SPEISEKAMMER
- ☐ 1 1/2 Tasse Mandelmilch (oder Kokosmilch)
- ☐ 1 Tasse Cashewnüsse (über Nacht in Wasser eingeweicht, abgetropft)
- ☐ 2 EL Kokosbutter
- ☐ 1 TL Vanilleextrakt
- ☐ 1 TL gemahlener Ceylon-Zimt
- ☐ 1 TL gemahlener Kardamom
- ☐ 1/2 TL Ingwerpulver
- ☐ 1/16 TL Salz

OBST
- ☐ 1/2 Banane (gefroren)

ANDERE
- ☐ 1 Tasse Eis

ANWEISUNGEN

- Die Zutaten sollten nach dem Mischen in einem Mixer gründlich glatt sein.
- Gießen Sie die Mischung in ein Servierglas, geben Sie noch etwas Zimt darüber und servieren Sie es.

NUTRITION-PORTIONSGRÖSSE: 1

Kalorien: 580 Fett: 44 g Kohlenhydrate: 41 g Ballaststoffe: 7 g Zucker: 14 g Eiweiß: 13 g

Würziger Gemüse-Smoothie

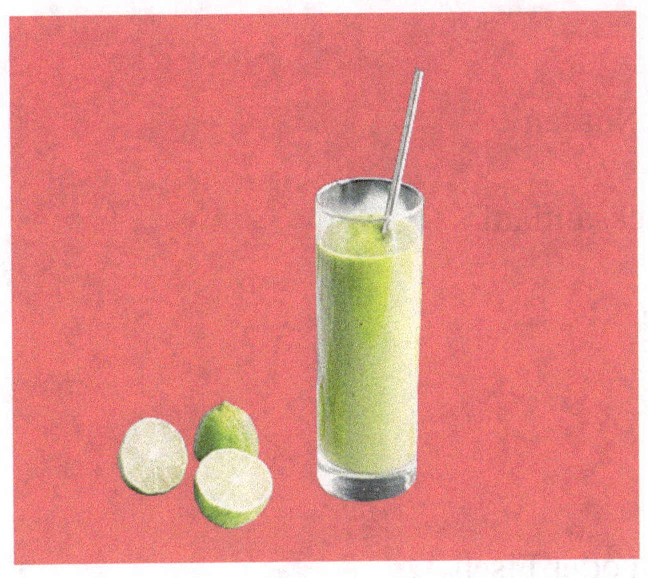

VORBEREITUNGSZEIT: 5 MIN

Portionen 2

ZUTATEN

SPEISEKAMMER

☐ 1 Tasse Kokoswasser

☐ 1/2 TL Cayennepfefferpulver

GEMÜSE

☐ 1 Tasse Babyspinat

☐ 1 Tomate (grob gehackt)

☐ 1 Karotte (grob gehackt, gefroren)

☐ 1 Gurke (grob gehackt, gefroren)

☐ 1 TL Knoblauch (gehackt)

OBST

☐ 1 Avocado (frisch oder gefroren)

☐ 1 Limette (geschält)

ANWEISUNGEN

- Fügen Sie eine Prise Salz hinzu, nachdem Sie alle Zutaten in einem Hochgeschwindigkeitsmixer gemixt haben. Fügen Sie den Limettensaft und das Fleisch hinzu. Bis eine glatte Masse entsteht, verarbeiten.
- Zum Servieren in zwei Gläser füllen und anschließend schlürfen.

NUTRITION-PORTIONSGRÖSSE: 1

Kalorien: 235, Fett: 15 g, Kohlenhydrate: 26 g, Ballaststoffe: 11 g, Zucker: 9 g, Eiweiß: 5 g

21-TAGE-MAHLZEITPLAN

Woche 1:

Frühstück:

Tag 1: Haferflocken mit Beeren und Nüssen

Tag 2: Wurst McMuffin

Tag 3: Würziger Hühnchen-Frühstücksauflauf

Tag 4: Kürbispfannkuchen

Tag 5: TEX-MEX-Frühstückspfanne

Tag 6: Müsli-Auflauf

Tag 7: Frühstücks-Blues-Porridge

Mittagessen:

Tag 1: Salat mit gegrilltem Hähnchen oder Fisch

Tag 2: Suppe

Tag 3: Karotten-, Orangen- und Avocadosalat

Tag 4: Panzanella-Salat

Tag 5: Sandwich auf Vollkornbrot mit magerem Eiweiß und Gemüse

Tag 6: Thunfischsalat-Sandwich

Tag 7: Hühnersalat-Sandwich

Abendessen:

Tag 1: Pulled Pork

Tag 2: Cremiger, mit Tomaten gebackener Fisch

Tag 3: Zambreros Burrito Bowl

Tag 4: Hähnchen-Chili ernten

Tag 5: Gebratener Garnelenreis

Tag 6: Toskanische Suppe

Tag 7: Langsam gegartes Rindfleisch und Brokkoli

Snacks:

Studentenfutter

Guacamole

Zucchini chips

Smoothie

Woche 2:

Frühstück:
Tag 8: Perfekter Joghurt
Tag 9: Overnight Oats
Tag 10: Eiermuffins
Tag 11: Frühstücks-Burrito
Tag 12: Frühstückssandwich
Tag 13: Haferflocken mit Beeren und Nüssen
Tag 14: Wurst MacGuffin

Mittagessen:

Tag 8: Quinoa-Bowl mit schwarzen Bohnen, Mais und Salsa
Tag 9: Tofu-Pfanne
Tag 10: Gemüsewickel
Tag 11: Salat mit Kichererbsen
Tag 12: Suppe
Tag 13: Karotten-Orangen-Avocado-Salat
Tag 14: Panzanella-Salat

Abendessen:

Tag 8: Cremiger, mit Tomaten gebackener Fisch
Tag 9: Zambreros Burrito Bowl
Tag 10: Hühnchen-Chili ernten
Tag 11: Gebratener Garnelenreis
Tag 12: Toskanische Suppe
Tag 13: Langsam gegartes Rindfleisch und Brokkoli
Tag 14: Pulled Pork

Snacks:

Studentenfutter
Guacamole
Zucchini chips
Smoothie

Woche 3:

Frühstück:

Tag 15: Tomaten-Wassermelonen-Salat

Tag 16: Smoothie mit Proteinpulver

Tag 17: Griechischer Joghurt mit Obst und Müsli

Tag 18: Vollkorntoast mit Avocado

Tag 19: Hartgekochte Eier

Tag 20: Haferflocken mit Beeren und Nüssen

Tag 21: Wurst McMuffin

Mittagessen:

Tag 15: Sandwich auf Vollkornbrot mit magerem Eiweiß und Gemüse

Tag 16: Thunfischsalat-Sandwich

Tag 17: Hühnersalat-Sandwich

Tag 18: Salat mit gegrilltem Hähnchen oder Fisch

Tag 19: Suppe

Tag 20: Karotten-, Orangen- und Avocadosalat

Tag 21: Panzanella-Salat

Abendessen:

Tag 15: Cremiger, mit Tomaten gebackener Fisch

Tag 16: Zambreros Burrito Bowl

Tag 17: Hühnchen-Chili ernten

Tag 18: Gebratener Garnelenreis

Tag 19: Toskanische Suppe

Tag 20: Langsam gegartes Rindfleisch und Brokkoli

Tag 21: Pulled Pork

Snacks:

Studentenfutter

Guacamole

Zucchini chips

Smoothie